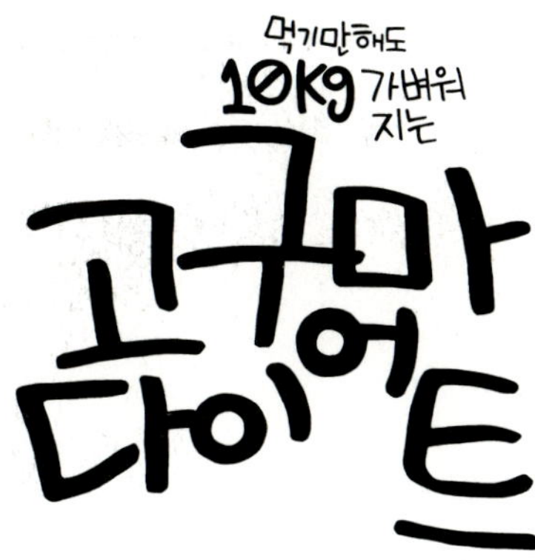

먹기만해도
10kg 가벼워지는
고구마
다이어트

한ㄹ

고구마 다이어트

퍼 냄   2009년 7월 15일 1판 1쇄 박음 ㅣ 2010년 6월 5일 1판 7쇄 퍼냄
지은이   이홍기 (李鴻奇)
옮긴이   강점숙
퍼낸이   김철종
퍼낸곳   (주)한언
         등록번호 제1-128호 / 등록일자 1983. 9. 30
주 소   서울시 마포구 신수동 63-14 구 프라자 6층(우 121-854)
         TEL. 02-701-6616(대) / FAX. 02-701-4449
책임편집   이기표 gpyi@haneon.com
책임디자인 정현영 hyjung@haneon.com
디자인   백은미 embaek@haneon.com
홈페이지   www.haneon.com
e-mail   haneon@haneon.com

이 책의 무단전재 및 복제를 금합니다.
잘못 만들어진 책은 구입하신 서점에서 바꾸어 드립니다.

ISBN   978-89-5596-536-0 13510

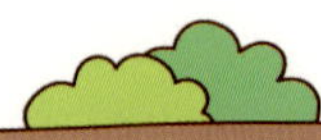

먹기만 해도 10kg 가벼워지는 고구마 다이어트

이홍기 지음 | 강점숙 옮김

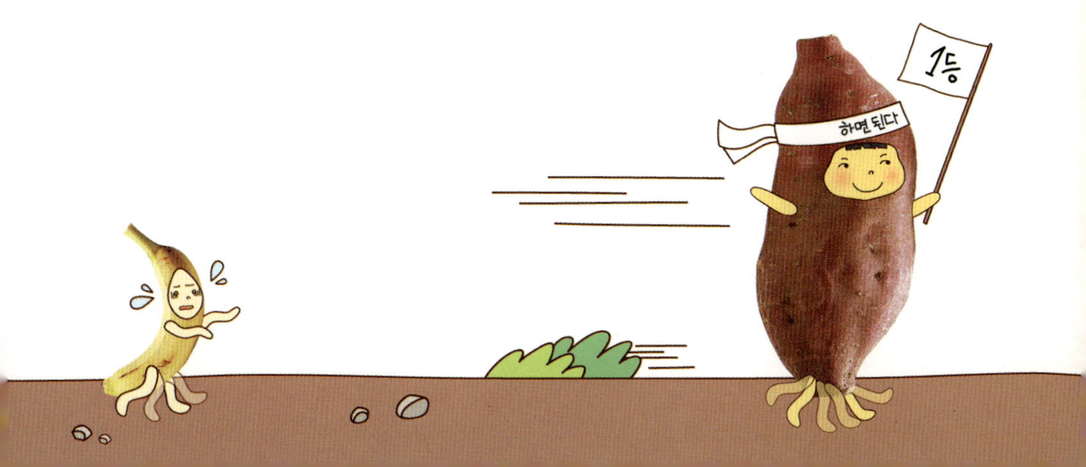

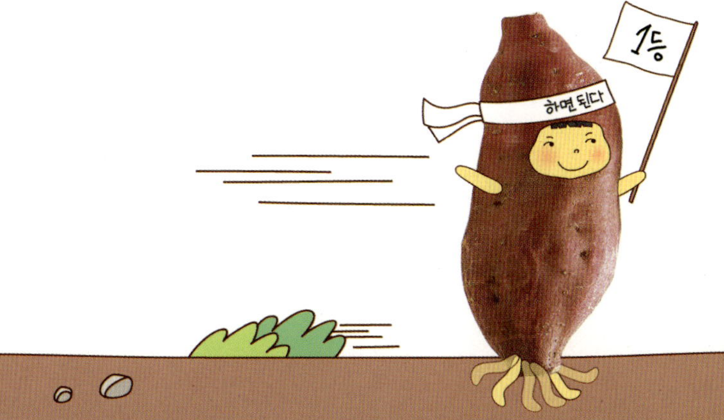

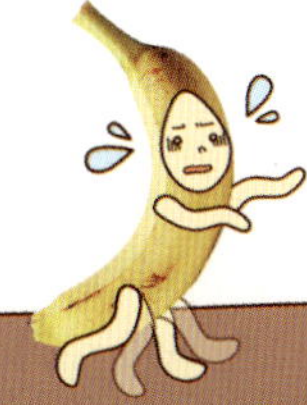

잘록한 허리라인을 살려주는 고구마 다이어트

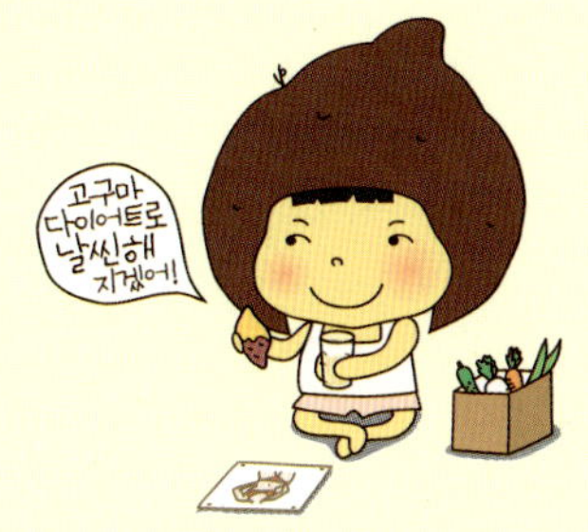

해마다 여름이 다가오면 여러 가지 다이어트 방법이 쏟아져 나온다. 하지만 '무조건 된다'는 다이어트 광고에 하도 많이 속아서 "딱～ 이거다!" 싶은 마음은 더 이상 들지 않는다. 이 책을 펼쳐든 독자도 "다이어트 뭐 대단한 게 있겠어?"라고 생각할 것이다. 그런데 그 의심을 깨고 독자의 몸매를 예쁘게 만들어 줄 수 있는 책이 바로 《고구마 다이어트》이다.

사실 고구마가 다이어트에 좋다는 것은 사람들에게 어느 정도 알려져 있다. 지금 당장 컴퓨터를 켜고 '고구마 다이어트 모델'이라는 키워드로 인터넷 검색을 해보자. 그러면 늘씬하게 잘빠진 모델들이 몸매 관리를 위해 많이 먹는 음식이 고구마라는 것을 알 수 있다. 예쁜 몸매를 자랑하는 모델들이 다이어트를 위해 고구마를 먹는다? 이것은 반대로 고구마가 그만큼 다이어트에 검증된 음식이라 이해해도 된다는 말이다.

고구마 다이어트의 장점은 스트레스 없이 살을 뺄 수 있다는 점이다. 앞에 언급한 것처럼 다이어트하면 뭐가 떠오르는가? 평소에 먹던 음식도 먹을 수 없고,

운동도 힘들게 해야 하고…. 생각만 해도 손이 오그라든다. 하지만 고구마 다이어트를 하면 이 모든 어려움을 쉽게 피해갈 수 있다. 하루에 한 끼 밥 대신 고구마를 먹으면 되기 때문이다. 이렇게 고구마를 먹고 살이 빠진 사람은 정말 많다.

다이어트 책에 갑자기 뜬금없는 소리 같지만, 질문 하나만 하겠다. 부자가 되고 싶다면 어떻게 해야 할까? 당연히 부자처럼 평소 절약정신을 몸에 배도록 생활해야 한다. 우리가 부자라고 아는 사람들 중 상당수가 천 원짜리 지폐 한 장도 소홀히 쓰지 않는다. 부자의 이런 성향을 생각하면, 허술한 경제관념으론 쉽게 부자가 될 수 없다는 것을 알 수 있다. 평소에 부자처럼 생각하고 절약하는 생활을 한다면 그 사람은 반드시 부자가 될 것이다.

그러면 슈퍼모델처럼 예쁜 몸매를 갖고 싶다면 어떻게 해야 할까? 답은 이 책 《고구마 다이어트》에 있다. 한 명이라도 많은 사람이 이 책을 읽고 다이어트 때문에 받는 스트레스에서 벗어나길 바란다.

Contents

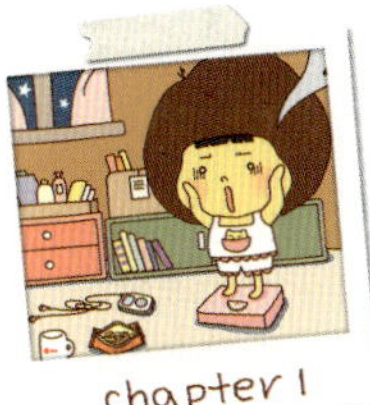

군살을 빼주는 고구마 다이어트

석달에 8kg 뺀 낙천적인 뚱보 이야기 | 7kg 빼고 변비탈출! 피부도 탱탱 | 고구마로 V라인 되살린 여자 | 기성정장 입게 된 여인의 기쁨 | 웃음거리에서 당당해진 여자 | 스키니진을 입게 해준 고구마 다이어트 | 꽃미남으로 대변신 | 자신감 살려준 고구마 다이어트 | 뚱녀, 고구마 다이어트 짱되다 | 요요현상 막아주는 고구마 다이어트 | 고구마 다이어트, 이제 믿을 수 있겠지?

고구마 다이어트 어떻게 할까

고구마 다이어트 비법 공개 | 고구마 다이어트 아침이 최고 효과 | 인간의 바이오리듬에 맞는 고구마 다이어트 | 탄수화물이라고 다 같은 게 아니야 | 단순당, 도대체 뭐가 나쁜 건데? | 고구마 한 끼에 얼마나 먹어야 하니? | 고구마 어떻게 먹어야 하는가 | 당신에게 맞는 고구마 다이어트는? | 고구마 다이어트 원리는 밸런스 | 늘씬한 모델도 고구마 다이어트를 한다 | 미라클! 고구마의 섬유질 | 아침을 잡아야 다이어트에 성공한다 | 스트레스는 받지 말아야지 | 다이어트 vs 스트레스 | 비법의 비밀 | 고구마 다이어트 Q&A

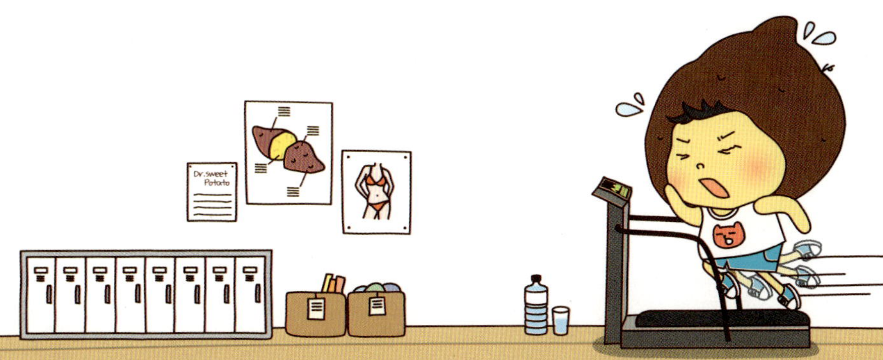

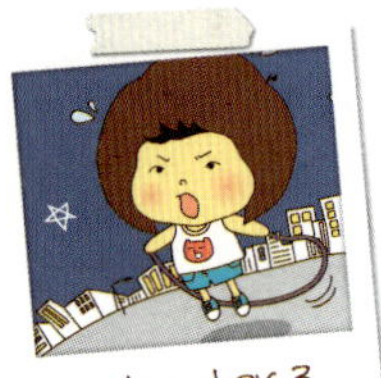

chapter 3

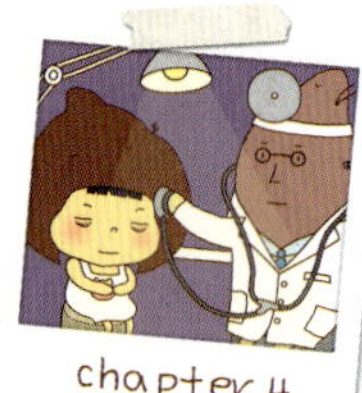

chapter 4

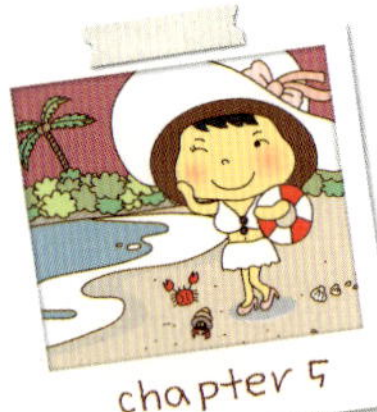

chapter 5

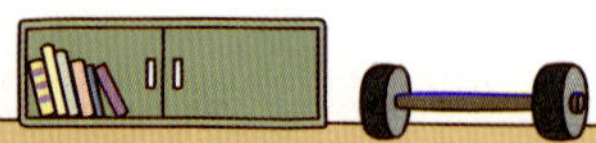

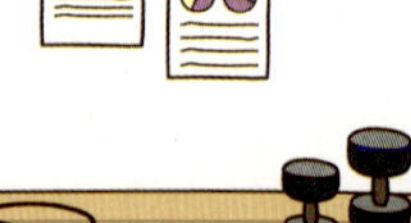

chapter 01

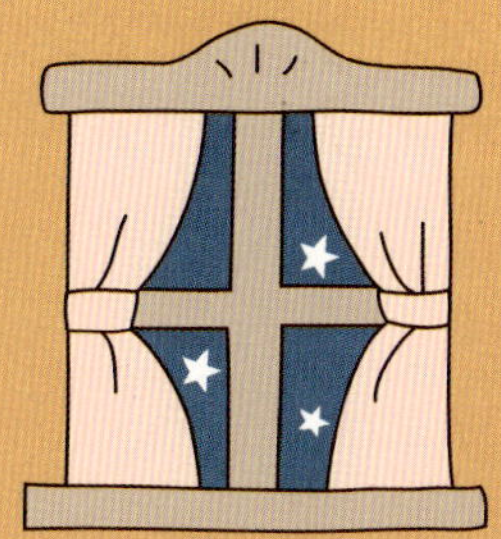

군살을 빼주는 고구마 다이어트

우리 몸은 건강하게 음식을 먹으면 자연스럽게 군살이 빠지게 되어 있다. 많은 다이어트가 몸무게 줄어드는 것에만 초점을 맞추고 있는데, 이런 방법 중 건강을 해로운 것도 많아 주의해야 한다. 건강하게 살 빼는 데 가장 좋은 방법이 바로 고구마 다이어트다. 이 책은 요요 현상 없고, 몸도 건강해지면서 군살까지 빠지는 고구마 다이어트를 소개한다.

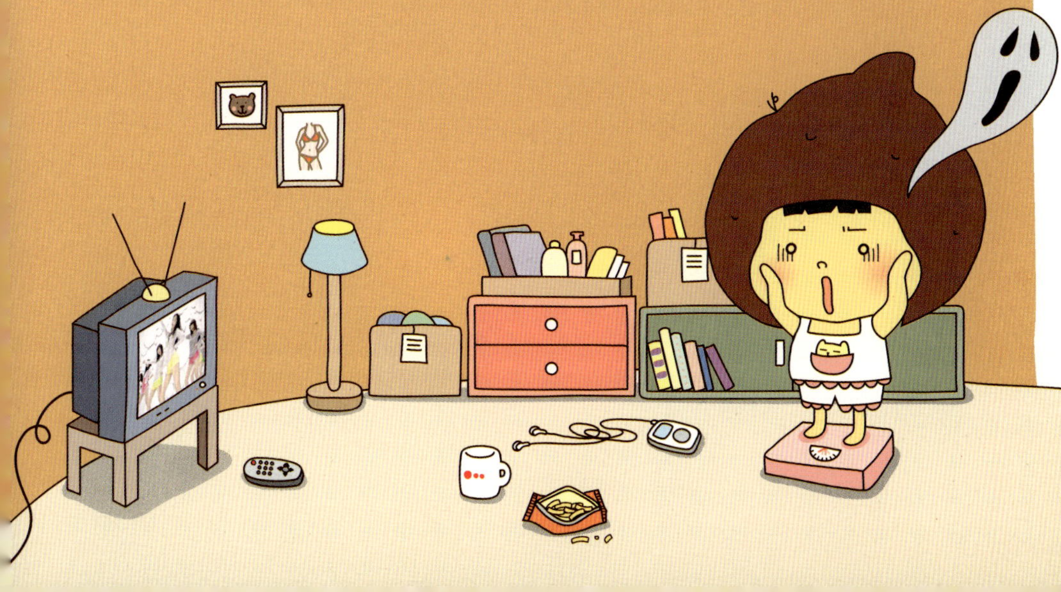

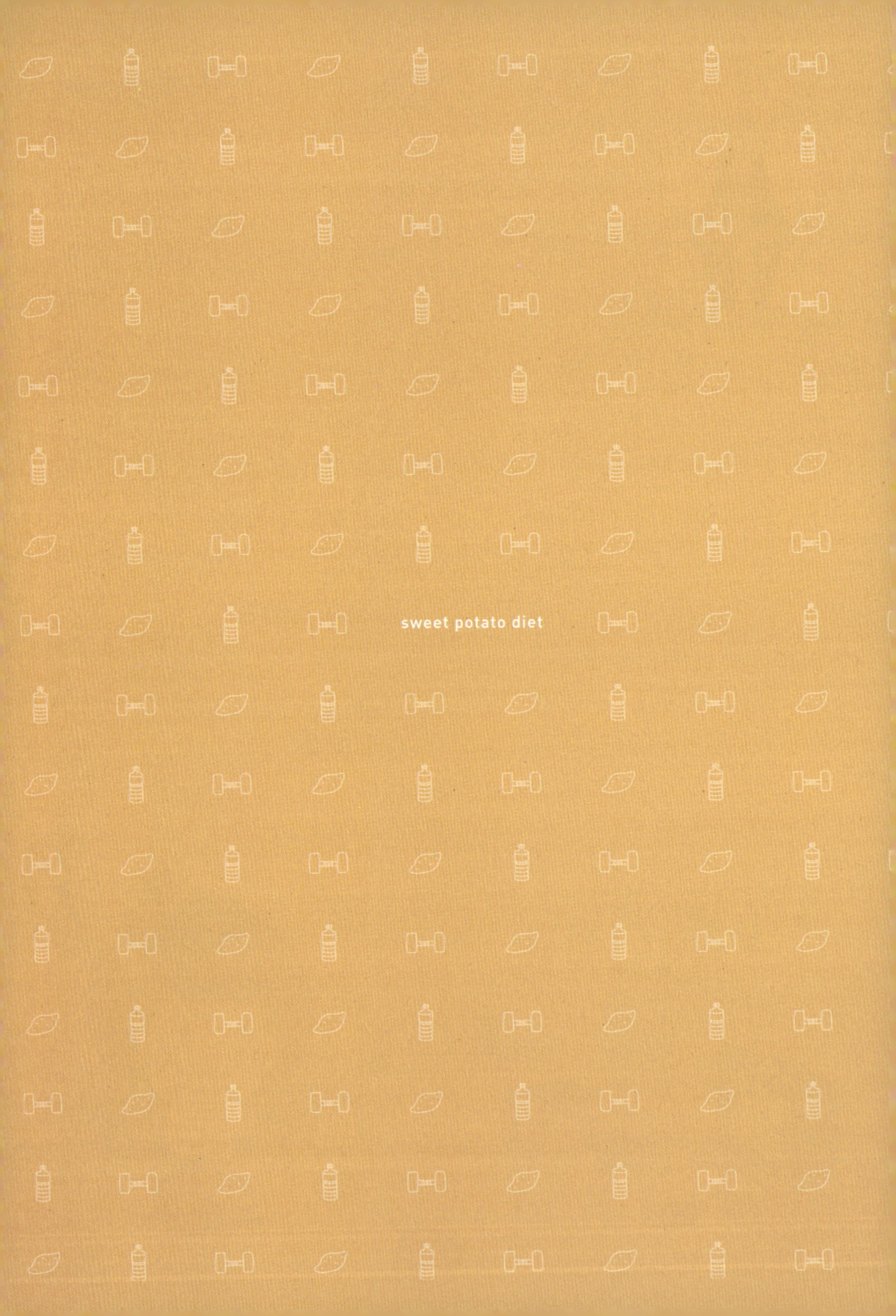

sweet potato diet

군살 빠지고 건강해지는
고구마 다이어트

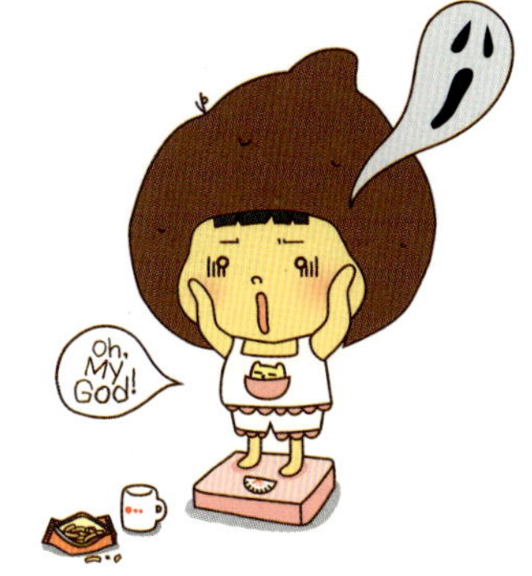

매년 뜨거운 여름이 다가오면 누구나 건강한 몸매를 주위에 드러내고 싶은 마음이 간절해진다. 이런 생각과 행동 사이에는 큰 벽이 있다는 게 문제지만, 살 빼서 예뻐지고 싶은 건 누구나 갖고 있는 소망이다. 그렇다면 이런저런 얘기 할 필요 없이 우리 단도직입적으로 핵심을 말해보자. 가장 효과가 좋은 다이어트가 무엇일까? 바로 고구마 다이어트다.

"뭐? 탄수화물이 많이 들어있는 고구마라구? 칼로리도 높다던데…" 라며 의아해 하는 독자도 있을 것 같다. 하지만 사실이다. 다이어트에는 고구마가 최고다.

이 책을 보고 있는 독자라면 여러 가지 다이어트를 시도해 본 경험이 있을 거다. 또 각자 경험에 비추어 이런저런 다이어트가 효과가 있었다고 이야기할 거다. 포도 다이어트네, 단백질만 먹는 황제 다이어트네 등등….

그런데 그 많은 다이어트들이 효과가 변변치 못했나보다. 그 방법이 효과 만점이었다면 다이어트 책을 다시 볼 이유가 없을 테니까. 잠깐 효과가 있는 거 같지만 방심하는 순간 2kg이상 살이 더 쪄 버리는 건 효과가 없는 거다.

원래 다이어트는 건강한 식이요법을 가리킨다. 그런데 어느 순간부터 사람들은 다이어트를 '살을 빼는 것' 이라고 좁은 의미로 이해하고 있다. 사실 우리 몸은 건강하게 음식을 먹으면 자연스럽게 군살이 빠지게 되어 있다. 그런데 많은 다이어트가 몸무게 줄어드는 것에만 초점을 맞추고 있으니 안타까운 일이다. 이 책은 요요 현상 없고, 몸도 건강해지면서 군살까지 빠지는 고구마 다이어트를 알려준다. 그리고 독자가 모르고 있는 고구마의 신비한 힘에 대해서도 알려줄 것이다. 고구마의 가치를 제대로 알려면 우선 고구마를 먹고 다이어트에 성공한 사람들의 이야기부터 보는 게 좋을 것 같다. 그래야 고구마 효과를 믿을 테니까.

석달에 8kg 뺀 낙천적 뚱보 이야기 ♂

올해 서른여덟 살인 나는 어렸을 때부터 뚱뚱했다. 내 몸무게는 102kg가 넘는데 키는 176cm에 불과하다. 키와 몸무게가 균형 잡히면 좋은데, 옆으로만 널찍하고 덩치가 크다. 때로는 미련한 곰 같아 보인다며 많은 사람들이 나를 '곰탱이 뚱보' 라 부르며

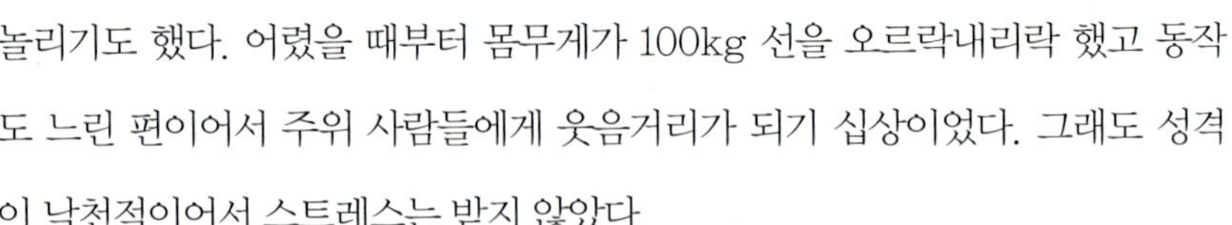

놀리기도 했다. 어렸을 때부터 몸무게가 100kg 선을 오르락내리락 했고 동작도 느린 편이어서 주위 사람들에게 웃음거리가 되기 십상이었다. 그래도 성격이 낙천적이어서 스트레스는 받지 않았다.

불행인지 다행인지, 비록 내가 비정상적인 몸매와 체중을 갖고 있었지만, 다행

스럽게도 뚱뚱한 사람들이 많이 앓고 있는 질병은 하나도 걸리지 않았다. 혈압과 혈당도 모두 정상이었기 때문에 나름 건강한 뚱보라고 스스로 위안을 하기도 했다. 그랬기 때문에 한번도 살을 빼려는 다이어트를 하진 않았다.

그런데 대략 3~4년 전쯤 몸무게를 조금 줄여야겠다는 생각이 들었다. 그래서 그때 처음 '칼로리 다이어트'라는 것을 해봤다. 그런데 저칼로리 음식만 먹고 생활해서인지 체력이 금방 떨어져 쉽게 피로를 느꼈고, 면역력도 급격히 약해지면서 잔병치레도 자주 했다. 걸핏하면 숨쉬는 것조차 힘들게 느껴졌을 정도였다. 정말 다이어트가 이렇게 힘든 건가, 살자고 하는 게 맞나 하는 생각이 들었다.

저칼로리 음식을 먹으면서 식사량까지 줄였기 때문인지 늘 배가 고팠다. 당연한 얘기지만 이런 상태가 지속되자, 정서가 불안해지고 쉽게 짜증도 부리게 됐다. 사람들이 아무리 놀려도 낙천적이었던 나도 예전 같지 않게 날카로운 성격으로 변하게 됐다.

어느 정도 다이어트를 하다 보니, 너무 힘들어 "과연 나에게 다이어트가 필요한 걸까?"라고 생각하게 되었다. 자연스럽게 나 스스로에게 타협안을 제시하게 되었다. "나는 단지 외모가 좀 못생겨 보일 뿐이야. 몸집이 이렇게 크다고 해서 병에 걸린 것도 아니니까 다이어트를 할 필요는 없지"라고 스스로를 설득하게 됐다. "맞아! 난 다이어트가 필요 없어"라고 결론을 내리자, 그렇게 마음이 홀가분할 수가 없었다. 당장 길가에 보이는 햄버거 가게에 들어가 세트메뉴를 사서 입에 쑤셔 넣었다. 정말 그 순간만큼은 행복했다. 패스트푸드의 달고 짜릿한 맛이 혀끝에서 몸 전체로 퍼져 나갔다. 이후 나는 마음대로 먹기 시작했고,

평소에 잘 하지 않던 폭식까지 하게 됐다.

그러다 작년 말 회사에서 건강검진을 했다. 나는 항상 스스로를 건강한 뚱보라고 여겼기 때문에 당연히 아무 이상 없으리라 생각했다. 하지만 혈당치가 140mg/dl(경구 당부하혈당검사 시 140~199mg/dl에 해당하는 경우, 당뇨병 전단계로 진단하고 있다. - 편집자주)까지 올라가서 깜짝 놀라고 말았다. 140mg/dl이면 그렇게 위험할 정도로 높은 수치는 아니었지만, 의사가 몸무게를 줄이지 않으면 혈당치가 계속 올라가서 당뇨병에 걸릴 수 있다고 경고했다. 다시 몸무게를 줄여야 하는 상황이 된 것이다.

의사가 정색하면서 경고 메시지를 던졌기 때문인지, 나는 안절부절못하고 불안해지기 시작했다. 그런데 사람 마음이 웃긴 게 한편으로 당뇨병에 걸릴까 봐 걱정이 되긴 했지만, 다른 한편으론 예전처럼 배고프면서까지 다이어트를 하고 싶지 않다는 생각이 들었다. 저칼로리 다이어트의 기억이 너무 힘들었고 고생스러웠기 때문이다.

그래서 난 다이어트에 성공한 주변 동료에게 조언을 구했다. 여러 가지 다이어트를 추천받았지만 내키는 게 없었다. 그중 한 친구 덕분에 고구마 다이어트를 시작하게 되었다. 그 친구는 고구마를 구워서 먹으면 다이어트가 되고 배고픔을 느낄 일은 없을 거라고 이야기했다. 배고픔을 느끼지 않으면서 살이 빠진다? 생각만 해도 좋았다. 내가 바로 그 배고픔 때문에 다이어트에 실패했기 때문이다.

곰탱이 뚱보가 다이어트를 한다는 게 기특했던지 친구가 군고구마통(고구마 굽는 기계)을 흔쾌히 빌려 주었다. 집에 있는 가스레인지에 익혀도 되지만 군고구마통은 도자기냄비 같이 생겨서 깊이가 더 깊고, 바닥에 작은 돌멩이들도 깔려 있었다. 한 번 구울 때 작은 고구마 2~3개 정도를 구웠는데 먼저 센 불에서 30분 정도 굽고 젓가락으로 찔러서 익었는지 확인한 다음, 다시 고구마를 뒤집어 약한 불에서 5분 정도 익혔다.

친구는 저녁식사 대신 고구마를 먹는 게 가장 좋다고 했다. 당시 야근을 밥 먹듯이 했던 나는 군고구마통을 아예 회사에 가지고 와서 고구마를 구워 먹었다. 덕분에 저녁을 먹으러 밖으로 나가야 하는 번거로움도 덜 수 있었다.

고구마는 중간 정도 크기가 배고픔을 느끼지 않을 정도의 양이다. 두 개를 먹으면 돼지고기덮밥을 먹은 것처럼 배가 불러 다른 음식은 생각나지 않는다. 나는 한 번에 군고구마를 몇 개까지 먹을 수 있는지 시험해 본 적도 있는데, 한번에 두 개에서 두 개 반 정도가 가장 적당한 것 같다.

매일 아침과 점심식사는 평소 먹던 대로 먹고 저녁을 군고구마로 먹기 시작했다. 일주일이 지나자 화장실에서 볼일보는 게 엄청나게 편해졌다. 결정적으로 고구마가 맛있어서 즐거운 마음으로 꾸준히 할 수 있었다. 저칼로리음식 다이어트 할 때 겪었던 정서 불안은 나타나지 않았다. 고구마를 먹으면 포만감이 있었기 때문이다.

고구마 다이어트를 한 지 3개월이 지났다. 그 결과 몸무게 8kg이 줄어들었다. 8kg이 빠졌다는 사실 만으로도 만족감을 느꼈는데, 혈액검사결과 혈당치도 정상으로 내려왔다. 정말 뛸 듯이 기뻤다. 어떤 사람의 눈에는 3개월에 8kg이 별로 대단하지 않게 보일지 모르지만, 건강을 되찾은 나는 금메달이라도 딴 것 같은 성취감을 느꼈다.

7kg 빼고 변비 탈출! 피부도 탱탱

나는 고구마 다이어트를 시작하고 두 달 만에 7kg을 뺐다. 고구마 다이어트 효과에 대해서는 다른 사람들도 이야기할 테니, 나는 내가 먹었던 방법에 대해 이야기해보겠다.

먼저 고구마를 구워서 껍질을 벗기고 흑식초 1술, 우유 2큰술을 넣어 섞은 뒤 아침저녁으로 한 번씩 먹었다. 고구마 식사를 할 때는 다른 음식은 절대 먹지 않았고 고구마만 먹었다. 대신 점심은 늘 먹던 대로 먹었다.

나는 원래 단 음식을 별로 좋아하지 않는다. 그래서 사탕, 과자처럼 달달한 음식은 먹지 않았다. 고구마 다이어트를 시작할 땐, 고구마도 단 맛이 많이 나니까 당연히 별로 좋아하지 않을 거라고 생각했다. 그러나 달짝지근한 고구마는 입에 매우 잘 맞았고 맛도 있어서 잘 먹을 수 있었다.

매일 아침저녁으로 고구마 식사를 했더니 그동안 속을 썩이던 변비가 점점 없어졌다. 고구마 식사를 하기 전에는 변비 때문에 3~4일에 한 번 정도 볼일을 봤다. 일을 보더라도 아주 조금 봤고, 그래서인지 얼굴엔 뾰루지가 많이 났다. 하지만 지금은 매일 규칙적으로 볼일을 봐서 뱃속도 편안해졌다.

군고구마의 또 다른 장점은 바로 피부에 좋다는 것이다. 원래 나는 피부가 건조한 편인데 출근할 때마다 찬바람을 맞아서 그런지 피부 상태가 더 안 좋아 졌다. 그래도 피부관리를 받았다면 괜찮았을 텐데, 관리도 제대로 하지 못한 채로 1년이 지나갔다. 그러자 피부는 물론 두피까지 거칠어졌다. 특히 최근 1~2년간 더욱 심해져서 윤기는 온데간데없이 사라지고 말았다. 생활이 바빠서 '나이 들면 원래 다 그런 거야' 라고 스스로 합리화하기도 했다. 그래서 피부는 더 나빠졌다.

그런데 고구마 다이어트를 시작한 다음, 하루가 다르게 피부가 좋아졌다. 탄력까지 생기고 눈가에 있던 작은 주름도 눈에 띄게 없어졌다. 정말 기대하지도 않았던 일이었다.

사실 작년 2월부터 살이 찌기 시작해서 5월부터는 다이어트를 해야겠다고 생각했다. 직장생활을 하다보니 아무래도 술을 많이 마시게 됐고 그 때문에 살이 찐 것 같았다. 매일 퇴근 후나 공휴일에 동료들과 삼삼오오 모여 술잔을 기울이며 이런저런 이야기 나누는 것을 낙으로 삼았으니 살이 찔 만했다. 그 때 나는 바지가 내 몸에 딱 맞는다고 생각했었는데 어느새 7kg이나 불어 있었다.

고구마 다이어트를 시작하고 난 다음 얼마 후에 술안주를 많이 먹어도 바로 체중으로 연결되지 않는다는 것을 알게 되었다. 많이 먹어도 살이 찌지 않는 다는 것은 앞뒤가 안 맞아 보였기 때문에 이상했다. 평소보다 살이 찌지 않는다 하더라도 계속 그렇게 먹으면 고구마 효과가 없어질 것 같아 무턱대고 안주를 많이 먹진 않았다.

더욱 놀라운 것은 체중이 57kg까지 불었는데 한 달이 채 못 되어서 4kg이 빠졌고 이후 매주 1kg씩 빠졌다. 지금은 이미 7kg을 감량해서 이전의 날씬했던 몸매를 되찾았다. 살이 빠진 다음에도 고구마 다이어트를 계속했다. 대체로 군고구마로 저녁을 대신했으며 나머지 두 끼는 원래대로 먹어서인지 체력 소모는 별로 없었다.

고구마 다이어트로 7kg을 뺀 후 다시 예전의 가볍고 유연했던 몸매를 되찾았다. 그리고 아팠던 어깨도 더 이상 결리지 않게 되었다. 배도 쏙 들어가고 엉덩이도 작아지고 물렁물렁했던 근육도 단단해졌다. 뚱뚱했을 때는 자리에 앉으면 배가 불룩 튀어나왔고 몸을 웅크릴 때마다 바짓가랑이가 터질 것만 같았다. 지금은 그 바지들이 모두 헐렁해졌고 살 때문에 입지 못했던 옷도 다시 입을 수 있게 됐다. 다이어트에 성공해서 정말 행복하다.

고구마로 V라인 되살린 여자

나의 꿈은 예나 지금이나 오로지 단 하나다. 연예계에 진출해서 많은 사람들에게 감동을 주는 것이다. 그래서 시간 있을 때마다 연기 연습을 하고, 표정 연기

하는 모습을 사진으로 찍어서 스스로 모니터링 한다.

요즘은 비주얼이 강조되는 시대이다. 그렇다 보니 아름다운 외모와 매끈한 몸매는 연기자가 갖추어야 할 가장 기본적인 덕목이 되었다. 주관적이긴 하지만 나 스스로를 평가할 때, 얼굴의 이목구비만큼은 다른 사람의 이목을 끌 정도는 된다.

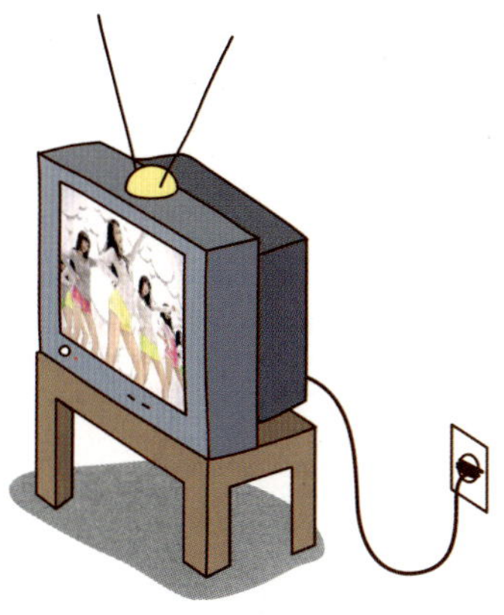

그런데 얼굴에 살이 있어 포동포동한 편이고, 몸매가 많이 안 착한게 나의 불만이다.

고등학교 시절 내 몸무게는 고무줄처럼 쉽게 늘어나기도 하고 금방 줄어들기도 했다. 그런데 22살이 지나서 갑자기 살이 붙기 시작하더니 체중이 83kg까지 늘어나서(키175cm) 거울보기가 무섭게 됐다.

나는 계속 연예인이 되고 싶었고, 사람들에게 산뜻하면서도 날씬한 인상을 심어주고 싶었다. 하지만 뚱뚱한 몸매로는 그런 것을 꿈도 꿀 수 없었다. 다이어트를 해도 살은 잘 빠지지 않았기 때문에 이렇게 내 꿈은 점점 더 멀어져만 가는 것 같았다. 그리고 살 때문에 결국 연예인이 되는 것을 포기할 생각까지 하게 됐다.

그러나 하늘은 절망에 빠진 나를 저버리지 않았다. 최근 들어 다시 만나게 된 초등학교 동창이 도움의 손길을 준 것이다. 예전에 그 친구 별명이 '스몰피그'였는데, 작년 동창회에서 처음 봤을 때만 해도 어린시절 몸매를 그대로 유지하고 있었다. 뚱뚱하고 풍만한 몸매 그대로. 그런데 1년 만에 그는 완전히 다른 사람이 되어 있었다.

그는 고구마 다이어트를 해서 1년 만에 10kg을 뺐다고 했다. 솔직히 모든 게 고구마 덕분이라는 그의 말을 처음 들었을 땐 나를 놀리려고 하는 말인 줄 알았다. 그런데 그의 표정이 너무 진지해서 고구마 다이어트가 진심이라는 것을 곧 알 수 있었다.

하지만 한편으로 달달한 음식인 고구마를 입에 달고 살았는데 어떻게 살이 빠졌을까 궁금하게 생각하게 됐다. 그래서 물어봤다. "고구마도 단 음식인데 살이 빠진다는 건 앞뒤가 안 맞지 않니?" 그러자 그는 고구마도 빵이나 케이크처럼 맛은 달지만 섬유소가 풍부해 절대로 살이 찌지 않는다고 했다. 그래서 나는 친구의 추천대로 고구마 다이어트를 시작했다.

뚱뚱해서 다이어트를 해야만 했을 때, 나는 매 끼 식사량을 줄여 나갔다. 그리고 하루에 두 끼만 먹었지만 살은 전혀 빠지지 않았다. 지금 생각해 보면 이것은 아주 나쁜 방법이었다. 왜냐하면 한 끼를 덜 먹으면 당연히 식사량이 갑자기 줄어들어 배가 더 고파진다. 그러면 결국 나머지 식사 때 평소보다 음식을 더 많이 먹을 수밖에 없기 때문이다. 친구의 말대로 한 끼는 그냥 먹던 대로 먹고 고구마로 두 끼를 먹어 하루 세 번 식사를 하는 것이 훨씬 좋은 다이어트였던 것이다. 배고픔을 느끼지 않으니 음식을 조절할 수 있고, 자존심까지 지킬 수 있다.

친구의 권유대로 나는 중간 크기 정도의

고구마 1개 반(가끔 1개)을 먹었다. 대체로 약 150cc 정도의 우유를 같이 마시거나 군고구마를 우유에 섞어서 먹었다. 또는 으깨서 먹거나 흑식초에 찍어 먹었다. 식초와 고구마를 떠올리면 왠지 서로 어울리지 않아 보인다. 그래서 처음 먹기 전에는 맛이 다소 거북할 거라고 생각했는데 오히려 무척 맛있었다.

나는 기본적으로 식사량이 많은 편이라 처음에 시작할 때 매 끼니 고구마 두 개 정도로는 부족하지 않을까 걱정했었다. 배가 고파지면 당연히 실패하게 될 테니까. 그러나 막상 시작하자 예상과 달리 배도 고프지 않아서 다이어트를 하고 있다는 의식조차 들지 못할 정도였다. 한 달 후 주위 사람들이 나를 보고 살이 많이 빠졌다고 했다. 입이 귀에 걸릴 것처럼 기뻤고, 주위 사람들의 격려가 다이어트를 더 열심히 하는 데 많은 도움이 되었다. 8개월 동안 18kg을 빼서 현재 몸무게는 65kg(175cm)이 되었다. 몸을 감싸고 있던 지방덩어리도 많이 사라졌고, 무엇보다 기뻤던 것은 통통했던 볼살이 빠져서 'V라인'이 됐다는 점이다. 얼굴에 입체감도 생기고 거리에 지나가는 여자들이 슬쩍 나를 쳐다보는 시선을 느낀다. 이제는 정말 연예인이 될 수 있을 것만 같아 행복하다.

기성 정장 입게 된 여인의 기쁨

나도 그렇고 우리 집안 식구들은 가족 모두가 통통한 편이다. 그런데 3년 전부터 하루가 다르게 살이 더 붙기 시작하자 나는 뚱뚱한 집안의 비만을 숙명처럼 받아들이게 되었다.

영업직에 종사하는 나는 인센티브가 곧 월급이기 때문에, 하루 종일 실적에 온 신경을 집중해야 했다. 당연히 영업 실적이 나쁘면 보고회의에서 심하게 지적을 받았기 때문에 항상 초조하고 불안한 마음이 들었다.

내가 비만이 된 결정적인 이유는 습관 때문이다. 물론 선천적 요인도 있었겠지만, 퇴근 후 소파에 누워 TV를 보면서 간식을 먹는 것을 즐겼기 때문이다. 가끔 프로야구나 축구경기 중계방송을 볼 때면 친구들을 불러 모아 밤을 새워가며 본다. 혹시라도 경기가 연장전까지 가게 되면 몇 시간 동안 앉아서 먹고 마셨다.

당시 우리 집에는 체중계가 없었다. 그래서 실제 내 몸무게가 몇 kg인지도 알 수 없었지만, 그럼에도 살이 얼마나 빠른 속도로 찌고 있는지는 충분히 느낄 수 있었다. 몸이 주체하기 힘들 정도로 살이 붙고 있었기 때문이다.

그렇게 되자 예전에 친했던 친구들도 더 이상 보고 싶지 않게 되었다. 몸에 살들이 붙어가면서 자신감도 없어지고, 업무시간 외에는 하루 종일 집안에 틀어박혀 있게 됐다. 당시 나도 다이어트를 하고 싶었지만, 솔직히 배고픔은 살을 빼고 싶은 욕구보다 훨씬 더 강력한 고통이었다. 그래서 주저할 수밖에 없었다.

그러던 차에 잡지에 실린 '고구마, 다이어트효과 100%' 라는 기사를 보게 되었다. 잡지 내용은 사실이었겠지만 당시 나는 달달한 고구마가 다이어트에 효과가 있다는 이야기를 들어본 적이 없어서 반신반의했다. 잡지 내용에 따르면 고구마를 우유 한잔과 함께 먹으면 단백질과 칼슘을 보충해 좋다는 것이었다.

그러나 나는 우유를 마시면 배가 아프기 때문에 나에게 맞지 않은 방법이라고 생각했다.

이후 살이 너무 쪄서 나조차도 견디기 힘들어지게 됐다. 그래서 예전에 봤던 고구마 다이어트를 시험해보기로 했다. 우유는 나에게 맞지 않으니 우유 대신에 무설탕 더우쟝(삶은 콩을 갈아 만든 음식으로 콩국수 국물과 비슷함–편집자주)을 곁들이거나 콩가루와 함께 먹기로 했다.

아침저녁으로 고구마 2개를 구워 껍질을 벗기고 조각내서 콩가루와 같이 먹었다. 점심은 동료들과 함께 먹었는데, 여럿이 함께 먹다보니 맛있는 음식에 대한 유혹을 뿌리치기 힘들었다. 혹시라도 점심으로 기름진 스테이크를 먹게 되면 그날 저녁에는 콩가루 대신 흑식초 1큰술을 고구마와 함께 먹어서 기름기를 줄이려고 했다.

이렇게 다이어트를 하니까 몸무게는 계속 줄어들었고, 빠르게 살이 빠진다는 느낌을 받아서 정말 기뻤다. 고구마를 먹기 시작한 지 한 달 후 허리가 한 치수 줄었고 1년이 지난 지금 약 25kg의 몸무게가 줄어들었다. 키 170cm, 몸무게 68kg으로 아직 일반 여성의 평균에 못 미치지만, 살로 인해 더 이상 자괴감은 느끼지 않게 되었다.

살이 빠져서 옷도 다시 사야 했다. 전에 입던 옷은 헐렁해져서 더 이상 입을 수 없게 됐기 때문이다. 살이 빠지면서

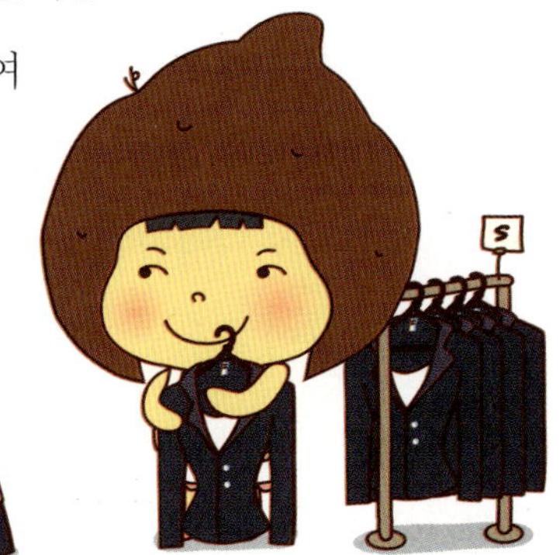

새 옷을 많이 사게 됐지만 돈이 하나도 아깝지 않았다. 무엇보다 나도 성인양복점에서 기성정장을 살 수 있게 된 사실이 정말 행복했다. 예전에는 키에 비해 살이 너무 쪄서 정장을 맞춰 입어야 했기 때문이다. 마치 내가 정상인이 된 듯한 기분이 들어 정말 좋았다.

어렸을 때부터 뚱뚱했던 나는 지금처럼 몸이 가벼웠던 적이 없다. 부모형제 모두 요조숙녀로 변신한 나를 보고 놀라워할 뿐 아니라 모두 고구마 다이어트를 하려고 한다. 내가 다이어트에 성공했으니 우리 가족도 거뜬히 해낼 수 있을 거라고 믿는다.

두 달 전부터 나는 세 끼 식사 모두 밥을 먹는다. 고구마 다이어트를 하면서 식습관도 변해 이제는 담백한 음식 위주로 먹게 됐고, 식사량도 현저히 줄었다. 앞으로 가장 중요한 것은 체중감량이 아니라 요요현상이 오지 않는 것이다.

웃음거리에서 당당해진 여자

17~18살이 되면 여자는 이성에 관심이 높아지고 자신의 외모에 신경을 더 많이 쓰게 된다. 내 친구들도 대부분 남자친구를 사귀기 시작했고 쫓아다니는 남학생이 한두 명쯤은 있다.

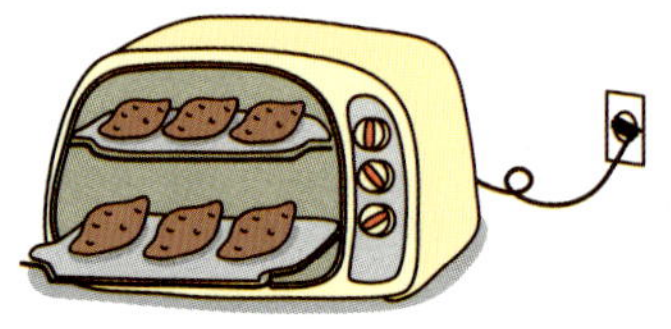

그러나 나는 매우 뚱뚱했고 외모에도 자신 없었다. 그러다 보니 남자친구를 사귈 생각조차 못하고, 따라다니는 남학생도 없었다. 나는 그냥 친구들의 웃음거리에 불과했다. 주변 친구들이 내 외모에 대해 장난삼아 이야기해도 겉으로는 신경 쓰지 않는 척하며 웃어넘긴다. 하지만 이미 내 마음은 만신창이가 되었다.

가끔 그런 친구들에게 싫은 감정도 느낀다. 그들을 미워한다고 해결될 문제가 아니라 그런지, 다른 사람을 미워했던 내 마음은 나 자신을 미워하게 됐다. 당시 내 키는 162cm · 몸무게는 82kg으로, 키는 적당한 편이었지만 몸무게는 정말이지 다른 사람의 비웃음을 살만했다.

그렇다고 나에게 장점이 하나도 없는 건 아니다. 외모는 별 볼일 없지만, 예술과 학업에서는 여러 가지 재주가 있는 편이었다. 노래도 잘하고 피아노 · 플루트 연주도 잘 한다. 학교 대표로 각종 학예대회에 참여해 상도 받았다. 학교 성적도 괜찮았고 수학은 특히 잘했다. 그러나 반대항 치어리더 활동, 팀 릴레이 등 몸을 움직이는 활동은 '꽝' 이었다. 모두 나를 살만 쪄서 기운 없는 사람으로 여겨 반대항 줄다리기에도 끼워주지 않았다. 그래서 정말 화가 날 정도로 기분 나쁜 일도 있었다. 나도 댄스클럽에 가입하고 싶었는데, 그 클럽에서 나를 받아주지 않은 것이다. 그때처럼 내 몸에 원망의 감정을 쏟아낸 적은 없다.

살 때문에 여러 차례 충격을 받고 난 뒤 나는 다이어트를 결심했다. 처음에는 가장 무식한 방법인 단식에 돌입했다. 식사량을 줄이고 끼니를 줄여 살을 빼려 했다. 그러나 늘 배가 고파서 머리가 핑글핑글 돌았고 나중에는 폭식까지 하게 되었다. 적게 먹고 많이 움직이라는 말을 행동으로 옮기기는 했지만, 적게 먹으면 힘이 없는데 어떻게 운동을 할 수 있겠는가! 게다가 적게 먹으면 피곤할 뿐 아니라 살도 빠지는 것 같지 않았다.

살을 빼기 위해 정말 많은 시행착오를 거쳤다. 하지만 효과가 있었던 다이어트는 없었다. 나중에는 같은 반 친구가 1주일 동안 마시면 2kg이 빠진다는 차를 소개해줘서 마셨다. 차의 성분 때문인지 가슴만 두근거리고 살은 빠지지 않았다. 침도 맞고 뜸도 떠보았지만, 지방은 내 몸에서 사라지지 않았다. 결론적으로 난 안 해본 다이어트가 없는 셈이었다.

그러던 어느 날 친구와 인터넷 채팅을 하다가 고구마 다이어트를 알게 되었다. 채팅방에 있던 사람들도 몸무게나 다이어트 방식이 조금씩 달랐지만 고구마가 다이어트에 효과적이라고 이야기해주었다. 그 때 난 잠시나마 안도감을 느꼈고 드디어 구세주가 나타났다고 생각했다.

외지에서 올라온 나는 친구와 집을 빌려 함께 살았다. 작은 오븐을 마련한 다음 나의 긴 고구마 다이어트 여행을 시작했다. 매일 저녁 고구마 2개를 깨끗이 씻어 놓고 이튿날 오븐에 구운 뒤 등굣길에 신선한 우유를 한 병 사서 학교에서 아침으로 먹었다. 점심은 친구들과 같이 먹었다. 저녁은 채팅방 친구가 말해준 대로 고구마로 대신하기 위해 학교가 끝나면 부리나케 집으로 향했다. 아침에는 고구마만 먹고 점심은 육식 위주로 먹었기 때문에 저녁에 고구마를 먹을 때는 반드시 야채나 과일을 함께 곁들였다.

다이어트 한 지 한 달이 좀 넘었는데 8kg을 감량했다. 그래도 아직 평균적인 여성의 체중에는 못 미치지만 살이 많이 빠졌다. 한 달 동안 했던 방법을 꾸준히 하면 힘들이지 않고 다이어트를 할 수 있고, 성공도 할 수 있을 거라 생각한다. 어려운 다이어트가 시간의 문제이지 성공이냐 실패냐의 문제는 아니라고 굳게 믿는다.

고구마 다이어트를 시작하면서 생활비도 절약되고 남는 돈으로 내가 좋아하는 물건도 살 수 있게 되는 등 좋은 점도 많아졌다. 예전에는 방과 후 친구들과 거리를 쏘다니거나 맛있는 음식을 사먹는 것을 좋아했다. 하지만 이제는 군고구마를 먹느라고 집에 있는 시간이 많아지면서 책보는 시간도 늘어났다.

군고구마는 냄새도 좋아 조리할 때면 마음도 여유로워 진다. 고구마 다이어트로 살을 뺀 내 이야기가 소문나 이제는 룸메이트와 학교 친구들도 먹기 시작했다. 날씬한 친구들도 변비 때문에 고생하는 경우가 많았는데, 고구마를 먹고 변비에서 벗어날 수 있게 되었다며 좋아했다. 다른 친구는 피부가 좋아져서 피부 트러블에서 벗어난 친구도 생겼다. 여러 가지 고구마 효과를 주변에 알린 결과 이제 반 친구들은 나를 '고구마 전문가'라고 부른다. 나도 살이 많이 빠지긴 했지만 아직은 만족스럽지 않다. 머지않아 멋진 몸매로 만들어 더 이상 다른 친구들에게 놀림감이 아니라, 고구마 다이어트 성공담을 말하는 고구마 다이어트 전문가가 되고 싶다.

스키니진을 입게 해준 고구마 다이어트

고구마 다이어트의 강력한 효과로 나와 주위 사람들은 모두 놀라고 말았다.

나는 8개월 동안 고구마 다이어트를 해서 25kg을 뺐다. 82kg에서 57kg이 된 것이다. 한마디로 인생 역전!

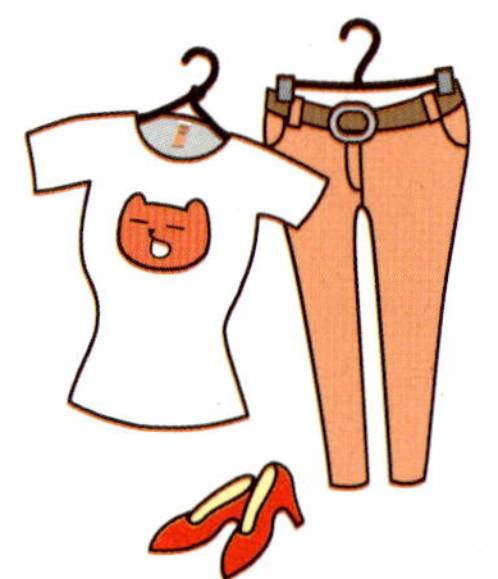

예전 뚱뚱했을 시절에는 옷 입는 것 자체가 부담이었다. 배, 엉덩이, 허벅지 등등 밖으로 드러나는 부분마다 살이 몰려 있어서 어떻게 하면 가릴 수 있을지 고민했다. 살찐 부위를 가리기 급급해 항상 폭 퍼지는 바지를 입고, 윗옷은 빅 사이즈 티셔츠를 입었다. 그런데 그렇게 옷을 입어도 뚱뚱한 몸매가 가려지지는 않는다. 사실, 뚱뚱한 사람은 뭘 해도 뚱뚱해 보인다. 다만 사람들이 "너 뚱뚱해" 라고 말하지 않을 뿐이다.

고구마 다이어트로 살을 빼고 처음 간 옷 가게에서, 사람들이 없는 틈을 타 용기를 내서 통이 아주 좁은 바지를 입어보았다. 눈으로만 봤던 바지에 몸이 들어갔다. "이럴 수가 단추도 채워지네!" 간절히 원했던 옷을 입었을 때의 느낌, 스키니진을 입을 수 있다는 자체가 얼마나 기뻤는지 마른 사람은 아무도 모를 것이다. 거울에 비친 내 모습을 보면서 깡충깡충 뛸 정도였으니 말이다.

고구마 다이어트를 하면서 노란빛에 가까웠던 내 피부도 하얘지고 붉게 홍조도 띠게 되었다. 나는 솔직히 살을 빼려고 다이어트를 시작했는데, 고구마에 이렇게 좋은 점이 많은 줄은 몰랐다.

정상적이지 않은 방법으로 잠깐 동안 다이어트에 성공해서 단기 목적을 달성할지라도 요요 현상을 겪는 사람이 많다. 그러나 나는 8개월이란 긴 시간을 들여 25kg을 감량했고 57kg을 지금도 유지하고 있다. 예전에 나빴던 식습관도 고구마 다이어트를 하면서 지금은 정상이 되어 있다.

나는 여전히 가장 뚱뚱했을 때 입었던 바지를 간직하고 있다. 가끔은 이것저것 먹고 싶은 욕구를 참을 수 없을 때가 있는데, 그때마다 다시 한번 그 바지를 입어보고 나 자신에게 얼마나 힘든 시기를 겪었는지를 묻곤 한다. 계속 자신의 식습관을 관리하지 않으면 언젠가 다시 예전으로 돌아가고 말 것이다. 살이 쪄 본 사람만이 '뚱보'의 고충을 헤아릴 수 있다. 그 비참한 마음을 잘 아는 나는 고구마를 지속적으로 먹으며 다시는 '뚱보'가 되지 않으리라 다짐한다.

꽃미남으로 대변신 ♂

지금 나는 키 173cm, 몸무게 59kg으로 그렇게 큰 편은 아니다. 하지만 팔, 다리를 비롯해서 몸의 비율이 좋은 편이어서 키가 훨씬 커 보인다. 외모도 괜찮은 편이어서 친구들 사이에 우스개 소리로 '꽃미남 구준표'로 불린다.

그런데 솔직히 고백하자면 나는 날씬하게 된 지 얼마 되지 않았다. 최근에 나를 알게 된 사람은 모두 놀라겠지만 얼마 전까지만 해도 나는 무척 뚱뚱했었다. 자신감도 부족하고 잘 웃지 않아서 과거의 나와 지금의 나는 완전히 다른 사람이라고 해도 지나친 말이 아니다. 그 정도로 나의 고구마 다이어트일기는 정말 드라마틱하니 한 번 들어보길 바란다.

나는 살이 갑자기 찌진 않았다. 사실 내 살들의 역사는 오래 전으로 거슬러 올라간다. 다른 사람과 체격이 비슷했고, 어렸을 때는 귀여운 뚱보로 불리기도 했지만 식사량이 많은 편은 아니었다. 오히려 밥을 적게 먹어 금방 배가 고파지기도 했다.

그러다 초등학교 3학년 때 몸무게가 갑자기 늘어나 50kg을 넘었다. 그러자 친구들이 나를 돼지라고 불렀고 귤로 내 입을 틀어막기도 했다. 그때 나는 뒷자리에 앉은 여학생을 좋아했는데, 그녀는 항상 나에게 '네가 너무 뚱뚱해서 칠판을 다 가리잖아' 라며 구박했다. 관심있는 여학생이 이런 소리를 하면 마음은 찢어진 걸레조각이 되어버린다. 가끔 선생님이 피자나 맥도날드 햄버거를 사주시면 친구들이 나에게 '넌 그렇게 뚱뚱한데 또 먹니' 라며 핀잔을 주곤 했다. 그럴 때마다 죽고 싶은 생각이 들었다. 자존심에 상처 나는 소리가 귀에 들리는 듯 했다.

고등학교 3학년이 되자 입시 스트레스가 너무 커서 한때 체중이 90kg까지 늘어났다. 학교에서 종일 수업을 듣고 방과 후 학원처럼 좁은 공간에서 공부하는 것은 나 같은 뚱보에게 보통 불편한 일이 아니었다.

여름에 대학에 입학하면서 운동량을 늘려 5kg을 줄였지만 이후 학교 기숙사에 들어가면서 친구들과 삼삼오오 모여 간식을 먹었더니 결국 100kg을 훌쩍 넘어버렸다. 학부생과 석박사생 시절에 늘 100kg정도에서 오르락내리락 했지만 사실 뚱보에게 90kg이나 95kg이나 별 차이가 없다. 뚱보는 뚱보일 뿐이다.

그러던 어느 날 서점에 가서 책을 보는데, 비만이 만성질환을 초래할 뿐만 아니라 업무 효율도 떨어뜨린다는 내용이 나왔다. 그리고 뚱뚱한 사람은 정력도 약하고, 자제력이 없고 신뢰할 수 없는 인상을 남긴다는 것이었다. 나는 갑자기 비만이 더 이상 외모의 문제가 아니라 나의 경쟁력마저 떨어뜨리는 질병이라는 것을 깨달았다. 오랜 노력 끝에 높은 학력의 소지자가 되었고 일도 열심히 했는데, 결국 비만 앞에 무릎을 꿇어야 한단 말인가! 정말 그러고 싶지 않았다. 그래서 나는 공부에 쏟았던 노력을 다이어트에 쏟기 시작했다.

처음에는 토하고 설사하는 방법을 썼다. 즉, 음식을 먹고 바로 토해내고 설사약을 삼켰다. 그러나 3일 후 탈수 현상으로 응급실에 실려 가면서 나의 첫 다이어트는 실패로 돌아가고 말았다. 이후 인터넷에서 이상한 방법들을 검색해서 모두 시도해보았지만 결과는 뻔했다. 모든 다이어트가 실패로 돌아갔기 때문에 처참한 기분이 들었다.

나중에는 병원에서 진료를 받고 처방전대로 식욕 억제제를 먹기도 하고 다이어트 교실에서 체조 수업도 받았다. 다이어트에 좋은 혈점도 찾아서 지압하는 등 여러 가지 방법을 다 써보았지만 결과는 달라지지 않았다.

그러면서 식욕은 왕성해지기만 해서, 밥 먹고 나면 항상 단 음식 위주로 간식을 먹게 됐다. 어느 날 저녁 군고구마 파는 소리를 듣고는 쏜살같이 아래층으로 내려갔다. 살까 말까 망설이고 있자 군고구마 장수가 내 마음을 꿰뚫어보기라도 하는 듯 웃으며 "젊은이, 고구마는 다이어트에 좋다우. 한 번 먹어봐. 고구마 덕을 톡톡히 본 사람도 많다우"라고 말했다. 나는 그때 그 아저씨가 '군고구마를 팔려고 했던 말이겠거니'라고 생각하면서도 또 한편으로는 '뚱뚱한 나를 놀리는 구나'라는 생각이 들어 발길을 돌렸다.

방으로 돌아온 나는 호기심에 인터넷에서 고구마가 과연 다이어트에 효과가 있는지 검색해 보았다. 정말 놀라운 결과가 모니터에 나왔다. 그때까지 그렇게 많은 사람이 고구마로 다이어트에 성공했을 거라고는 꿈에도 생각지 못했다. 나도 다이어트에는 나름 전문가라고 생각하고 있었는데, 뒤통수를 한 대 맞은 기분이었다.

그때부터 나는 고구마를 주식으로 삼았고 매일 두 개씩 먹었다. 군고구마만 먹으면 영양상태가 불균형해지기 때문에 야채나 과일도 꼭 같이 먹었다. 고구마 위주의 식단을 짠 뒤로 폭식하는 습관도 점점 없어지기 시작했고 3개월 반 만에 14kg을 뺐다. 살이 빠지다보니 61kg이 되었고 다시 3개월 반 만에 지금의 59kg을 만들었다. 지금은 세 끼 모두 밥을 먹지만, 예전처럼 길거리 음식을 탐하지는 않는다.

살이 빠지면 달라지는 게 하나 있다. 사람들 앞에 당당하게 나설 수 있는 자신감이 생겼다. 예전에는 뚱뚱한 내 몸 때문에 뭔가 주눅 들고 당당하지 못한 기분이었다. 뚱뚱한 내 몸도 결국 내가 선택해서 그리 된 것인데, 뚱뚱한 핑계는 다른 데서 찾으려고 했다. 몸이 건강하게 변하면서 자신감도 쑥쑥 자라나는 것 같다. 이런 결과는 돈으로 살 수 없는 소중한 경험이 아닌가 생각한다. 그 후로는 내가 하는 일도 더 잘하게 되었고 남 탓도 더 이상 하지 않게 됐다.

자신감 살려준 고구마 다이어트 ♂

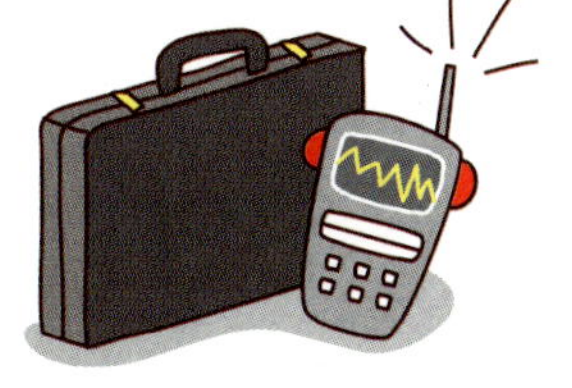

예전에 나는 대기업에 다녔다. 퇴직할 때까지 다닐 수 있었지만 개인적인 사정으로 회사를 떠날 수밖에 없었다. 3년 전에 지금 회사에 일자리를 얻으면서 경호원 일을 시작하게 됐다.

대기업에 다닐 때는 생활이 규칙적이어서 매주 3~4차례 피트니스센터에 다닐 수 있었다. 덕택에 나의 체력과 몸 상태는 아주 좋았다. 그러나 경호원을 하면서 불규칙적인 업무에 시달리고 가끔 출장을 가기도 하는 등 긴장 속에서 일을 해야 하는 경우가 많았다. 사실 의뢰인을 아무 탈 없이 보호하려면 긴장의 끈을 놓아서는 안 된다.

처음에는 경호원 일이 익숙하지 않아서 심리적 스트레스를 해소하기 위해 쉴 때는 무조건 많이 먹었다. 그런데 이것이 아주 나쁜 선택이었다. 결국, 스트레스는 몸무게로 고스란히 나타났고 얼마 지나지 않아 몸무게가 120kg을 훌쩍 넘었다. 나중에는 체중계가 가리키지 못할 정도였으니 어느 정도까지 체중이 불었는지 알 수가 없었다.

명색이 경호원인데, 몸이 이 지경에 이르자 상사가 나를 불렀다. 그리고 경호원의 기본 자질을 운운하며 건장하고 튼튼한 몸은 '기본중의 기본'이라며 압박했다. 그러자 긴장이 더 되면서 직업병에 더불어 정리해고가 되진 않을까 하는 두려움까지 생겨났다. 게다가 40세가 다 되어서 살이 찌다 보니 성인병이 생기는 건 아닐까 걱정도 됐다.

당시 주변 여건상 당장 살을 뺄 수밖에 없었고 나도 얼른 몸을 만들고 싶은 조바심에 휩싸였다. 그래서 살 빼는 약을 먹었다. TV, 신문 등 보도를 봐서 다이어트약을 잘못 먹으면 목숨까지 위험해질 수 있다는 사실을 알고 있었다. 그럼에도 불구하고 출처와 효능이 불분명한 다이어트약을 먹을 수밖에 없었다. 혹시라도 일자리를 잃으면 아내와 아이들을 부모님께 맡기기라도 해야 하는지 걱정 때문에 마음이 급했다.

이렇게 별다른 대안도 없이 힘들어하고 있을 때, 일본에서 막 돌아온 사촌누나가 고구마 다이어트를 추천해주었다. 그녀는 아예 고구마 굽는 도자기냄비까지 가져다주었다. 사촌누나 말대로 나는 도자기 냄비에 고구마를 넣고 30분 정도 익혀서 먹었다. 군고구마라서 그런지 맛도 있었다.

점심식사는 밖에서 해결했다. 예전에는 햄버거를 좋아했는데 지금은 담백한 요리나 국수를 좋아하게 됐다. 고구마 다이어트를 막 시작했을 때는 원래 식사량이 많았던 터라 허기를 많이 느낄 줄 알았다. 그러나 막상 시작하자 놀랍게도 식사량도 자연스레 줄었고 기름진 음식도 싫어하게 되었다.

두 달 후 체중계에 올라섰을 때 바늘이 110kg주위를 가리키자 얼추 10kg은 뺐다는 생각이 들었다. 이후 매주 체중을 재보았고 잴 때마다 줄어서 나중에는 몸무게 재는 것을 좋아하게 되었다.

3개월 후 100kg 안으로 진입하게 되었고 상사도 그런 나를 보더니 좋아했다. 오히려 살 빼는 게 많이 힘든 일이니 자신을 학대하진 말라며 걱정했다. 그러나 앞으로 몸이 가벼운 느낌을 만끽하기 위해서라도 더 열심히 빼겠다고 다짐했다. 고구마 다이어트는 절대로 힘든 다이어트가 아니라 꾸준히 할 수 있다. 체력도 떨어지지 않아서 '내 몸을 살리는 다이어트' 라고 할 수 있다.

이렇게 다이어트를 하다 보니 아내에게 고맙단 인사를 전하고 싶다. 아이 둘에 힘들었을 텐데 나를 위해 매일 새벽부터 고구마를 씻어서 구워준 아내에게 무척 감사하는 마음이 든다. 야근이 없는 날엔 저녁밥을 하고 항상 고구마를 구워 놓아 내가 집에 가면 바로 먹을 수 있도록 준비해주었다.

갑자기 살이 쪘을 당시에는 쉽게 피로해지고 화도 잘 냈다. 퇴근 후 아이들의 소리만 들어도 시끄럽고 귀찮았다. 나도 덩달아 큰소리로 아이들을 대했었다. 그러나 지금은 참을성도 생기고 아이들과 놀아 주려고 항상 노력한다. 그리고 예전에는 낮에 오래 서있으면 저녁에 발이 붓고 아팠는데 지금은 절대 그렇지 않다. 고구마 다이어트를 시작하고 한참이 지나고 나서야 고구마의 이뇨작용 때문에 발이 붓지 않는다는 것을 알았다. 또 알고 보니 피곤할 때 단 음식을

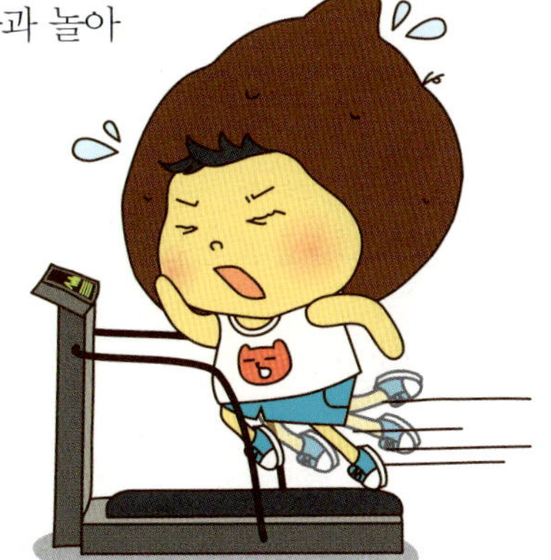

먹으면 유쾌해지고 불안감이 없어진단다. 알고 보면 항상 유쾌한 기분을 가질 수 있었던 것도 모두 달짝지근한 고구마 덕택이었다.

나의 목표는 몸무게를 80kg까지 줄이는 것이다. 아직도 갈 길이 멀고 시간이 갈수록 더 힘들겠지만, 난 이미 마음의 준비를 모두 끝냈다. 앞으로 나에겐 인내하는 일만 남았다.

뚱녀 고구마 다이어트 짱되다

현재 나는 고등학생이다. 그런데 중학교 1학년 사춘기 시절 신체 성장을 겪었던 때를 돌이켜 보면 우습기도 하고 마음이 짠해 지기도 한다.

6학년 때부터 중학교 1학년까지 키도 크고 몸무게도 늘어났지만 키와 몸무게 균형은 완전히 깨졌다. 키는 5cm밖에 안 자랐는데 몸무게는 13kg이나 불었기 때문이다. 어렸을 때 별명은 젓가락이었는데 당시 별명은 찐빵이었다.

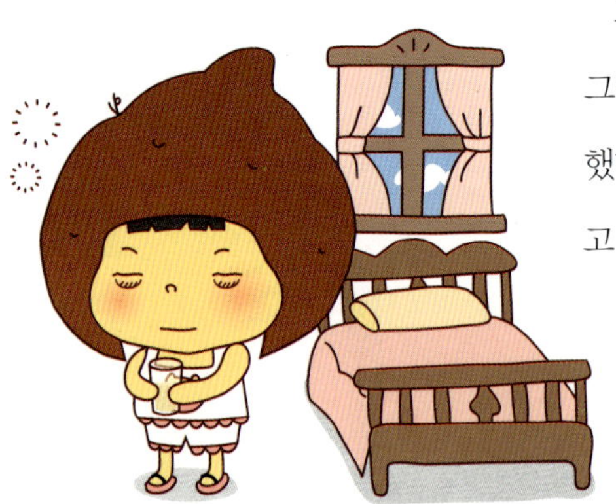

그때 사람들이 원래 그 나이 때는 다 그런 거라면서 나중에 다 빠질 거라고 했다. 나는 사람들의 말을 철썩 같이 믿고 있었는데 사실은 전혀 그렇지 않았다. 초등학교 때 'V라인' 이었던 내 사진을 보면 정말 믿기지 않았다. 2년 만에 큰 바위얼굴이 되고 만

것이다. 어렸을 때는 어떤 옷을 입어도 잘 어울렸지만 몸에 살이 뒤룩뒤룩 붙은 후엔 몸을 가려주는 어두운 색 바지와 긴 박스티셔츠(그나마 종아리는 두껍지는 않다)를 입었다. 정장, 짧은 바지, 스키니진은 꿈도 못 꿨다.

살이 찌자 세수할 때를 빼고는 거울 보는 것이 싫어졌다. 가끔 백화점의 쇼윈도에 내 모습이 비춰져도 일부러 보지 않았다. 물론 피한다고 현실이 바뀌지 않는다는 것쯤은 잘 알고 있었다. 나 역시 계속 뚱보로 남고 싶지는 않았다. 하지만 눈 앞에 비치는 내 모습을 보고 싶지는 않았다.

당시 우리 반에 뚱뚱한 사람이 나 말고 여럿이 있었다. 그런데 이상한 점은 뚱뚱한 친구들은 다이어트를 하고 싶어 하지 않는데, 오히려 몸매가 부러울 정도로 예쁜 친구들이 다이어트를 하려고 난리법석을 부리는 것이었다. 그것을 보면서 나는 한 가지 결론을 내리게 되었다. 뚱뚱한 친구에게 다이어트 방법을 물어봐서는 안 된다는 것! 속수무책인 그녀들에게 물어봤자 답이 안 나올뿐더러 살이 찐 데는 다 그만한 이유가 있을 것 같았기 때문이다. 그들에게 긍정적인 영향을 받을 수 없을 것 같았다.

당시 학교엔 다이어트 클럽이 있었는데 구성원 모두 몸매가 예쁜 친구들이었다. 그녀들이 다이어트 비법을 큰 소리로 떠들 때 나는 몰래 받아 적어서 한 번씩 다 해보았다. 그러나 별 효과가 없었다. 얼마 지나지 않아 그녀들은 다시 새로운 다이어트 방법을 떠들어댔다. 나는 그녀들 말대로 단식, 야채와 과일만 먹기, 바나나 다이어트, 몸에 랩 감기, 손가락에 실 감기, 생강즙에 몸 담그기 등 여러 다이어트를 해봤다. 하나하나 셀 수 없을 정도이다.

그러던 어느 날 그중 한 친구가 고구마를 우유와 함께 아침저녁으로 먹으면 살을 뺄 수 있다고 말했다. 하지만 친구들은 비법을 일러준 친구를 믿지 않았다. 오히려 친구들을 살찌게 하고 혼자서 날씬해지려 한다고 생각했다. 왜냐하면 녹말류에 속하는 고구마는 맛이 달기 때문에 괜히 먹었다가 살만 찌고 다이어트가 될 리가 없다는 게 이유였다.

사실 다이어트 클럽의 친구들은 모두 평균 체중이어서, 방법이 확실하지 않은 다이어트는 굳이 할 필요가 없었다. 그러나 나는 달랐다. 이미 되돌아 올 수 없는 강을 건널 정도로 살이 쪘기 때문에 반신반의하면서도 몰래 고구마 다이어트를 시작해볼 수밖에 없었다. 그런데 그게 대박이었다.

내가 고구마 다이어트를 하겠다고 선언하자 엄마는 크게 웃으셨다. 그러나 딸을 사랑하는 마음에 아침저녁으로 고구마를 챙겨주셨다. 나는 정말 열심히 고구마와 우유를 먹었고, 점심은 친구들과 같이 먹어서 아무도 내가 다이어트를 하는지를 몰랐다. 게다가 중간에 배도 고프지 않았고 체육수업도 해낼 수 있는 체력이 있었기 때문에 안심하고 다이어트를 지속할 수 있었다.

시작한 지 일주일이 됐을 때 살이 빠졌다는 느낌은 못 받았지만 그렇다고 체중이 늘지도 않았다. 다이어트 효과를 느끼진 못했지만 볼일도 잘 봤고 머리는 아프지 않았기 때문에 다이어트를 계속했다.

시간은 어느덧 빠르게 지나 한 달이 훌쩍 지났다. 바로 그때부터 내 교복치마도 헐렁해졌다. 예전에는 밥을 배불리 먹으면 오후에 치마 허리 춤을 넓여야 했다. 안 그러면 배가 너무 조여서 불편했기 때문이다. 그러나 고구마 다이어트를 한 다음부터는 그럴 필요가 없어졌다.

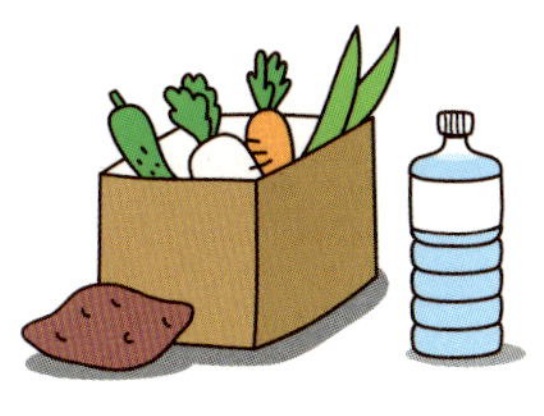

다이어트에 성공하면서 성취감이 생겼고 그 성취감 때문에 더욱 잘 할 수 있었다. 내가 점점 밝아지자 엄마는 더욱 열심히 고구마를 준비해 주셨다. 살이 쪘을 때는 되도록 체육 수업을 안 들으려고 했는데 다이어트 성공 후, 몸이 가벼워지자 각종 활동에 참여했다. 예전에는 학교 등하굣길에 두 정거장도 걷기 싫어서 아버지 차를 타고 다녔지만 지금은 집에서 일찍 나와 걸어서 학교에 간다. 고구마 다이어트 덕분에 완전히 다른 인생을 살게 되었다.

나중에 신문을 통해 알게 됐는데, 당분을 섭취하면 세포 내에서 5-하이드록시트립토판(5-hydroxytryptophan)이라는 신경전달물질이 나와 심리적으로 편안해지고 활기를 띠게 된다고 한다. 고구마에 들어 있는 비타민 B1은 뇌 기능을 활성화시켜 기억력 향상에 도움이 된다는 것도 알게 되었다.

여름 방학 두 달 동안 열심히 고구마 다이어트를 했다. 또 실내에서 할 수 있는 간단한 운동까지 함께 하자 놀랍게도 9kg이나 줄어들었다. 이때부터 나도 몸에 붙는 짧은 T셔츠를 입기 시작했다.

개학 후 친구들이 나를 보자 모두 눈이 휘둥그레졌다. 그리고 믿을 수 없다는 듯이 나를 둘러싸고 어떻게 살을 뺐냐고 물어보았다. 친구들에게 맞춰보라고 얘기했지만 맞추는 친구는 단 한 명도 없었다. 그래서 내가 고구마로 살을 뺐다고 하자 다들 믿을 수 없다며 소리 지르고 난리를 피웠다. 이후 친구들은 내 방법대로 해보겠다고 법석을 떨었고, 그때부터 나는 다이어트 클럽의 클럽장이 되었다.

고등학생이 된 지금까지 다시 살이 찐 적은 없었다. 나는 앞으로도 누군가 다이어트를 하겠다고 하면 남녀노소를 가리지 않고 고구마 다이어트를 권할 것이다.

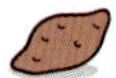 요요 현상 막아주는 고구마 다이어트

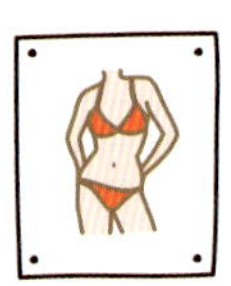

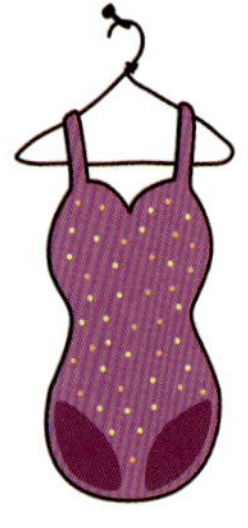

　나는 다이어트의 요요현상에 대해 말해주고 싶다. 약 1년 전에 나는 고구마 다이어트를 한 달 정도 해서 5kg을 뺐다. 그때 한 달 동안 고구마를 먹으면 살이 빠진다는 것을 직접 경험했다. 그런데 고구마 다이어트를 하는 과정이 그렇게 어렵지 않았기 때문에 다이어트를 하기 전의 습관으로 쉽게 돌아가고 말았다.

　살이 빠진 후 대략 반년 동안은 몸무게가 불지 않았다. 그러나 고구마 다이어트를 그만두고 1년 정도 지나자, 뺐던 살 5kg이 고스란히 돌아왔다.

　그렇게 지내다가 작년 여름, 나는 다시는 살찌고 싶지 않다는 생각이 들었다. 그래서 고구마 다이어트를 다시 시작했다. 한 끼 식사를 밥 대신 고구마로 먹기 시작했는데, 3주 만에 4kg이 빠졌고 아랫배도 점점 들어가기 시작했다.

　예전에는 4~5kg정도 살을 빼면 그만 됐다는 생각이 들었는데 이번에는 꾸준히 고구마 다이어트를 했다. 맛있는 고구마를 먹기만 하면 됐기 때문에 그렇게 어렵지도 않았다. 계속 다이어트를 해서 8kg까지 뺐고 예전보다 허리에 있던 군살도 많이 줄어들었다.

나는 몸무게가 많이 나가는 편이라 겉모습만 보면 얼핏 보면 몸매에 드라마틱한 변화가 나타난 것은 아니다. 그래도 스스로 3주 만에 4kg을 뺐다는 것에 의미를 두고 싶다.

고구마를 먹고 살이 빠진 것 외에 부수적으로 플러스 효과를 보고 있는 것이 있다. 나는 뚱뚱한 편이라서 습하고 더운 여름을 정말 싫어한다. 매일 차가운 물로 샤워를 두 번씩 해도 땀이 나서 늘 땀띠를 안고 산다. 그런데 고구마를 먹고 난 다음부터는 예전처럼 하루 종일 땀이 흐르지도 않고, 땀띠도 나지 않는다.

요요현상을 겪은 뒤로 나는 6개월에 한 번씩 고구마 다이어트를 한다. 이렇게 꾸준히 고구마 다이어트를 하면 줄어든 체중만큼 관리할 수 있다.

개인적으로 고구마는 다이어트에 매우 좋은 음식이라 생각한다. 고구마에 들어 있는 녹말 성분은 가열되면 당으로 변하기 때문에 맛도 좋고 입에 착착 감기는 기분이 든다. 그렇다고 고구마의 달짝지근한 맛이 살찌기 쉬운 케이크나 과자의 단맛과는 또 느낌이 다르다.

고구마에는 섬유질이 많이 들어 있고 각종 비타민이 들어있기 때문에, 다이어트에 성공하고 싶다면 매일 아침과 저녁식사 대신 먹는 게 좋다. 게다가 우유와 함께 먹으면 고구마에 부족한 동물성단백질과 칼슘을 보충할 수 있어 완전한 식품이라고 부를 정도로 균형 잡힌 영양분을 섭취할 수 있다.

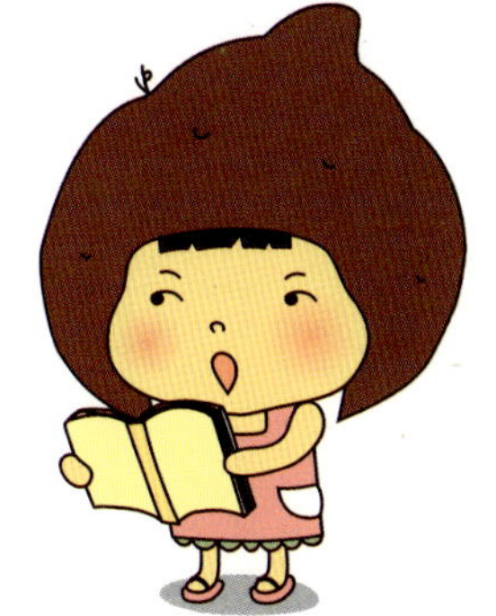

고구마 다이어트, 이제는 믿을 수 있겠지?

지금까지 다양한 사람들의 고구마 다이어트 경험담을 읽은 소감이 어떤가? 다이어트에 별다른 관심이 없는 사람이라도 앞에 나온 사람들의 이야기를 본다면 '나도 고구마 다이어트를 해볼까?' 라고 생각하게 될 것이다.

다시 한번 말하지만 고구마 다이어트는 누구에게나 효과가 있다. 사람들이 앞서 이야기한 것처럼 다이어트를 하면서 배고픔에 시달리지 않아도 되고, 다른 음식을 골고루 먹을 수 있어서 살이 빠지기만 하는 게 아니라 건강상태도 매우 좋아진다. 굶는 다이어트(엄밀히 말해 굶는 것은 다이어트가 아니다)를 하면 변비에 걸리고 피부까지 안 좋아지는데, 고구마 다이어트는 이런 악순환이 전혀 없어서 건강에 좋을 수밖에 없다.

고구마 다이어트로 살을 뺀 사람들의 이야기는 이쯤 듣고 고구마 다이어트는 어떻게 해야하는지 자세하게 한번 알아보자.

chapter 02

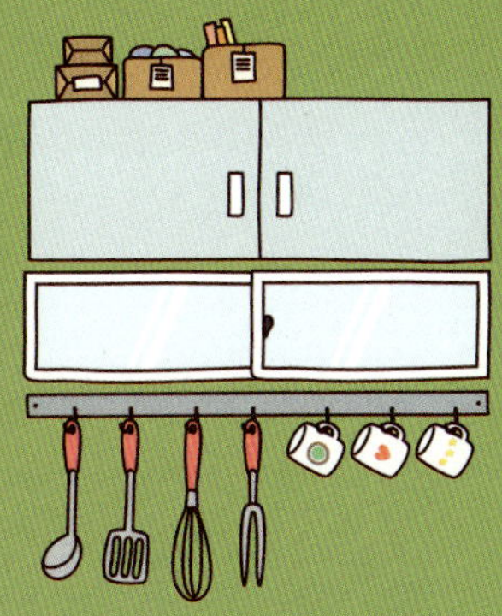

고구마 다이어트 어떻게 할까?

고구마 다이어트의 핵심은 영양성분의 밸런스를 갖추는 것이다. 그래서 바이오리듬에 맞게 아침에 고구마를 먹어야 한다. 아침식사로 고구마를 먹으면 두뇌활동이 많은 현대인에 필요한 당분을 공급할 수 있고, 당의 혈액흡수도 천천히 일어나 결과적으로 살이 빠지게 된다. 고구마에 들어 있는 비타민과 미네랄 성분과 섬유질은 다이어트를 돕는다.

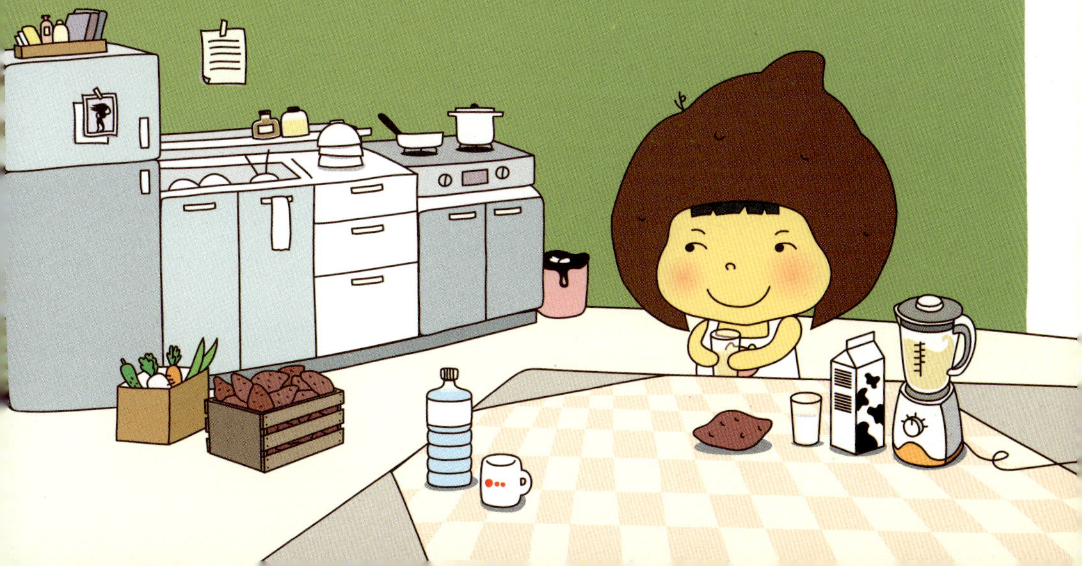

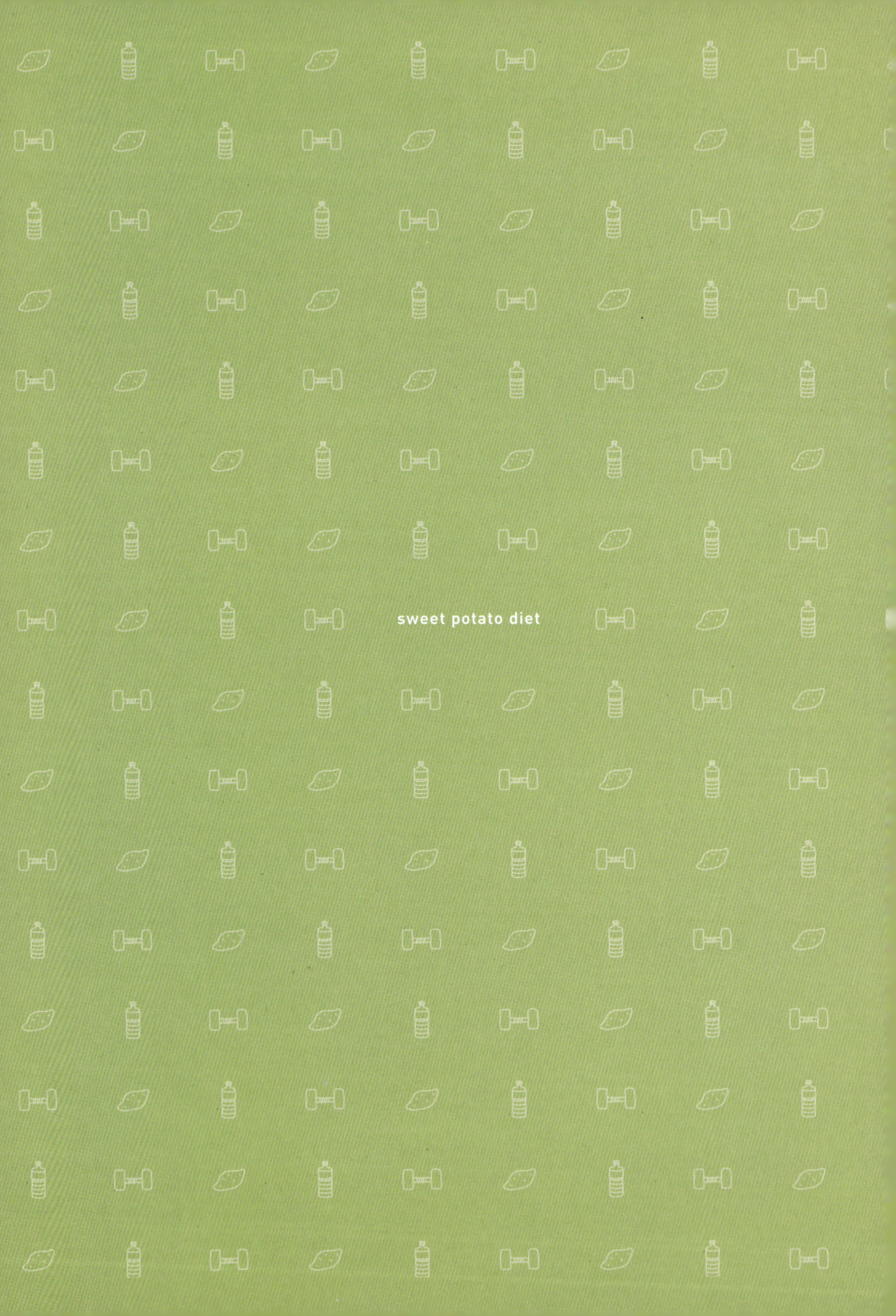

sweet potato diet

고구마가
다이어트의 핵심이다

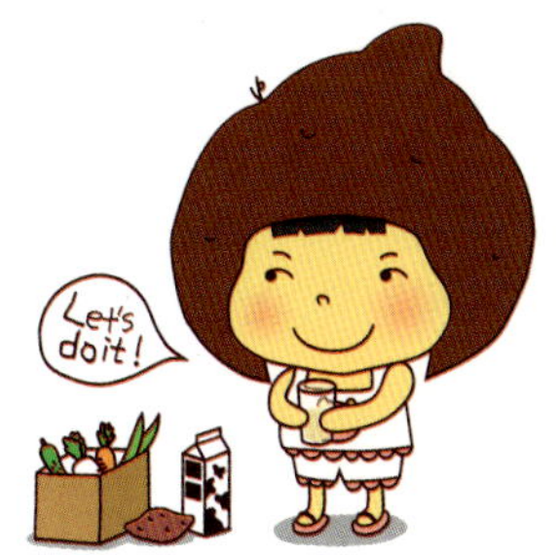

🍠 고구마 다이어트 비법 공개

고구마 다이어트의 핵심을 간단히 이야기하자면, 세끼 식사 중 한 번을 고구마 식사를 하는 것이다. '어! 앞에선 분명 아침저녁으로 먹었는데?' 이렇게 생각할 것이다. 물론 1장에서 살펴본 고구마 다이어트 사례에는 아침저녁으로 고구마를 먹은 사람들이 있다. 그런데 그 사람들 대부분이 심각한 비만으로 고생했다는 사실을 기억하자. 대부분은 아침만 먹어도 다이어트가 된다.

잠깐! 고구마 다이어트를 시작하기 전에 다이어트를 하려는 이유를 생각해보자. 만약 다이어트의 목적이 심각한 비만에서 벗어나려는 게 아니라 더 예쁜 몸매를 갖기 위함이라면, 한 끼만 고구마 식사를 해도 관계없다. 하루에 한 번이면 충분하다. 혹시 "난 좀 살이 쪘다구!"라고 마음속으로 외치는 사람이 있다면 아침저녁으로 고구마 다이어트를 하면 된다. 자신에게 맞는 고구마 다이어트 유형은 뒤에서 더 구체적으로 언급하겠다.

고구마 다이어트 아침이 최대 효과

하루에 한 끼 고구마 식사면 OK. 그러면 언제 고구마 식사를 하는 게 가장 효과적일까. 아침, 점심, 저녁 중 아무 때나 한번만 먹으면 되는 걸까? 그렇지는 않다. 사람에겐 바이오리듬이라는 것이 있어 신체 기관이 활동하는 시간이 일정하게 정해져 있다. 그래서 이런 생체리듬과 어울리지 않게 살아가면 아무리 좋은 음식을 먹어도 그 효과를 100% 활용할 수 없다.

그렇다면 언제가 가장 효과적인지 한번 맞혀보자. 잠에서 간신히 깨어나는 아침, 에너지가 많이 필요한 점심, 몸이 피곤해지는 저녁. 가장 좋은 시간은? 바로 아침이다. 사람에 따라 조금씩 차이가 있겠지만 아침에 고구마 식사를 하는 게 사람의 바이오리듬에 맞고 고구마 다이어트 효과도 가장 잘 볼 수 있다.

우선 아침에 고구마 식사를 하면 점심·저녁 때 비해 자기의 의지대로 오래 할 수 있는 장점이 있다. 점심 때 고구마 다이어트를 하는 것은 문화적으로도 맞지 않다. 점심은 여러 사람과 어울려 식사를 하므로 점심 때 고구마 다이어트 하기가 쉽지 않다. 점심을 혼자 먹어 버릇하면 사회성이 떨어져 보인다. 또 고구마 도시락을 지속적으로 싸다니기도 쉽지 않다는 게 문제다.

저녁때는 친구들과 약속을 잡는 경우가 많기 때문에 아무래도 고구마 다이어트를 하기엔 방해될 만한 일이 너무 많다. 친구들과 만나서 맛있는 음식을 먹게 되면 함께 먹고 싶은 게 자연스러운 사람 심리이다. 그러다 보면 고구마 다이어트에 소홀해진다. 그래서 저녁에 고구마 다이어트를 하면 실패할 가능성이 많다. 그렇다고 친구들을 만나지 않고 다이어트만 할 순 없는 일이니까.

하지만 아침은 얘기가 다르다. 조금만 일찍 일어나서 고구마를 굽거나 삶아서 먹으면 되니까, 고구마 다이어트를 하고 안 하고는 전적으로 자신의 의지 문제이다. 달리 말해 자기 의지에 따라 고구마 다이어트에 성공하기도 하고 실패하기도 한다는 말이다. 그런데 전적으로 자신의 문제가 되어 버리면 패키지로 따라오는 핑계 세트가 있다.

핑계 1. "난 출근준비 하느라 바빠서 못해"

아침에 시간이 없다구? 전날 밤에 익혀 놓고, 아침에 먹어도 고구마는 정말 맛있다. 다른 음식은 식으면 맛이 없는데 고구마는 식어도 맛있다. 아침에는 출근해야 하기 때문에 시간이 없어서 고구마를 익혀 먹을 시간이 없다는 것은 완전히 새빨간 거짓말이다.

핑계 2. "난 아침을 먹으면 속이 불편해서 싫어"

이렇게 말하는 사람들이 꽤 있다. 그런데 고구마를 먹으면 대장이 활발하게 움직여서 오히려 변비가 없어진다. 그러면 속이 편해지면서 피부 트러블도 없어진다. 속이 불편해진다는 말도 핑계에 지나지 않는다.

핑계 3. "날씬한 내 친구는 아침식사 안하던데?"

일반인뿐만 아니라 패션모델들도 아침식사를 습관적으로 먹지 않는 사람이 있다. 그런데 한 가지만 알고 넘어가자. 아침 굶는다는 모델들도 막상 패션쇼 일정이 잡히면, 몸을 만들면서 아침식사를 한다. 그리고 그 모델들이 선택하는 아침식사 메뉴가 바로 고구마다. 왜? 그만큼 고구마가 다이어트에 좋다는 게 알려져 있기 때문이다. 아침 식사를 하면 더 예쁜 몸매를 만들 수 있다.

다이어트를 하려는 사람에게 아침식사는 선택 사항이 아니다. 살을 빼려면 꼭 아침식사를 해야 한다. 이것과 관련된 내용은 나중에 더 자세하게 살펴보겠다.

다이어트를 하려고 한다면서 이 핑계 저 핑계 대는 모습처럼 안쓰러운 모습도 없다. 왜냐하면 생각과 현실의 격차가 크면 사람은 스트레스를 받기 때문이다. 이렇게 스트레스가 생기면 몸 상태는 또 살이 쉽게 찌는 체질로 바뀐다. 그렇게 되면 살 쪘다고 스트레스 받고, 스트레스 받아서 살찌고 악순환의 연속이된다. 스트레스가 다이어트에 얼마나 나쁜 영향을 끼치는지도 나중에 자세히알려주겠다. 일단 아침에 고구마를 먹기로 했으면 체중에 변화가 있을 때까지고구마를 먹어보자.

🍠 인간의 바이오리듬에 맞는 고구마 다이어트

아침에 고구마 다이어트를 하면 좋은 이유가 또 있다. 요즘은 절대적으로 많은 사람들이 육체적인 힘보단 머리를 써야하는 사무직에 종사한다. 그래서 아침에 꼭 탄수화물을 먹어야 한다. "엥? 탄수화물을 먹으면 살찌는데?" 라고 공식처럼 생각하는 사람도 많이 있는데, 사실은 그렇지 않다.

컴퓨터를 켜려면 전기가 필요하듯이 머리를 쓰려면 에너지인 포도당이 필요하다. 그런데 이 포도당은 탄수화물을 알갱이로 분해해 놓은 것이다. 그렇기 때문에 탄수화물을 먹어야 아침에 또렷한 정신으로 일을 할 수 있다.

탄수화물로 구성된 음식을 아침식사로 먹지 않으면 오전 내내 정신이 멍해져서 일을 제대로 할 수가 없다. 차에 기름이 없는데 시동이 걸릴 리 없는 것처럼 탄수화물을 먹지 않으면 우리 머리도 그렇다. 그냥 앉아서 멍 때릴 수밖에….

사람의 바이오리듬은 점심시간이 지나면서 조금씩 떨어지게 되어 있다. 신진대사가 떨어질수록 에너지를 분해하는 속도도 점점 느려진다. 혈액에 남아 돌아다니는 에너지가 많으면 몸 안에 쌓일 가능성도 높아진다. 포도당이 많이 쌓이다 보면 나중에 지방으로 변하기 때문에 당연히 몸에 좋지 않다.

하지만 오전은 이야기가 다르다. 대체로 이른 아침에는 몸이 천근만근 무겁겠지만, 잠에서 깨어 몸을 움직일 준비를 해 신진대사가 활발해진다. 오전5~7시경에는 몸의 노폐물이 모여 소변과 대변이 된다. 그래서 7시 전에 볼일을 마치는 것이 좋다. 또 오전 7~9시경에는 작은창자의 기능이 활발해지면서 영양분을 몸으로 빨아들이기 시작한다. 그래서 작은창자가 정상 기능을 하는 시간에 맞춰서 아침식사를 하는 것이 필요하다.

이렇게 작은창자의 활동시간에 맞춰 좋은 음식을 먹으면 그 에너지의 활용이 더 잘 될 수밖에 없다. 반대로 아침 9시까지 식사를 하지 않으면 작은창자는 창자 안에 남아있던 오염물질을 빨아들이기 때문에 건강에 매우 좋지 않다. 아침에 고구마를 먹어야 하는 가장 근본적인 이유가 바로 이것을 막기 위함이다.

아침식사를 하면 창자에 있던 노폐물이 몸 밖으로 빠져 나간다. 그런데 음식 찌꺼기가 빨리 빠져 나가지 않고, 몸 안에서 오래 머물고 있으면 썩게 된다. 이 상태로 음식 찌꺼기가 몸 안에 계속 남아 있으면 몸에 나쁜 독소가 점점 많아진다.

이러면 신진대사가 느려지고 살이 찌는 체질로 변하게 된다. 당연히 몸에 나쁠 수밖에 없다.

아침을 먹으면 음식에서 몸에 필요한 영양분을 빨아들인다. 그리고 몸에 나쁜 영향을 주는 독소와 노폐물을 몸 밖으로 내보낸다. 독소가 줄어들면 신진대사가 활발해져서 살이 찌지 않는 체질로 변하게 된다. 아침만 제대로 먹어도 건강한 몸매를 가질 수 있다는 사실을 반드시 기억하자.

탄수화물이라고 다 같은 게 아니야!

"오호라~! 탄수화물을 먹어야 하는구나. 매일 아침 도넛과 블랙커피를 마시는데…. 난 잘하고 있는 것 같은데 왜 살은 안 빠지지?" 많은 직장 여성들이 아침식사로 설탕이 잔뜩 묻은 도넛과 카페인이 많이 들어있는 커피를 마신다. 이런 음식은 쉽게 먹을 수 있고 또 먹고 나면 순간적으로 머리가 맑아지는 기분이 들기 때문에 한번 맛들이면 쉽게 끊을 수 없다. 도넛은 머리에 필요한 포도당을 공급해주고, 카페인은 뇌에 각성효과를 주기 때문이다.

하지만 설탕이나 밀가루처럼 몸에 빨리 흡수되는 탄수화물은 별로 좋지 않다. 단순당은 몸에 흡수가 빨리 되어서 몸에 쉽게 쌓인다. 그래서 당장에 필요한 포도당 섭취는 가능하지만 몸에서 필요한 양 이상은 사용하지 않기 때문에 혈액 속을 떠돌아다닌다. 그 상태로 시간이 흐르면 중성지방으로 변하게 된다. 그렇기 때문에 단당류를 많이 먹게 되면 살이 찔 수밖에 없다.

그런데 여기서 분명히 선을 긋고 넘어가자. 단당류를 많이 먹으면 살이 찌는 게 맞다. 그렇다고 탄수화물을 먹지 말아야 할까? 절대 그렇지 않다. 가끔 소금이 몸에 좋지 않다고 이야기하면 소금을 아예 먹지 않는 바보같은 사람들이 있는데, 이러면 안된다. 소금처럼 탄수화물도 몸에 필요한 성분이다. 그렇기 때문에 탄수화물을 먹지 않으면 몸에 이상이 생긴다. 다이어트에 성공하려면 몸에 좋은 탄수화물을 현명하게 잘 먹어야 한다.

그렇다면 '살찌는 탄수화물'로 잘못 알려진 고구마는 어떤가? 고구마는 복합당으로 이루어진 탄수화물이다. 복합당은 모래처럼 입자가 하나하나 분리되어 있는 게 아니라 서로 끈끈하게 연결되어 있다. 그래서 분해하는 데 더 많은 시간이 걸린다. 때문에 당을 소화하는 데에도 칼로리 소모가 있고 혈당도 갑자기 확 높아지지 않기 때문에 몸에 매우 좋다.

단순당, 도대체 뭐가 나쁜 건데?

잠시 고등학교 생물 시간의 기억을 떠올려보자. 약간은 어려울지 모르지만 우리의 다이어트를 성공으로 이끌기 위해선 약간의 공부가 필요하다.

몸에 혈당이 들어오면 인슐린이라는 호르몬이 몸에서 만들어진다. 이 인슐린은 당분이 세포에 전달되어 에너지로 사용될 수 있도록 하는 역할을 맡는다. 인슐린의 도움으로 당분이 세포로 전해지면 미토콘드리아가 이것을 에너지로 만들어 세포는 생명력을 유지해 나간다. 인슐린은 한 마디로 에너지 발전소에 불을 붙이는 역할을 한다.

그런데 단순당은 혈액에 흡수되는 속도가 빠르다. 단순당의 흡수로 혈당이 급속도로 높아지면 우리 몸의 메커니즘에 문제가 생긴다. 한두 번 정도는 별 차이가 나지 않더라도, 단순당을 주로 먹어버릇 하면 계속 혈당이 급속도로 높아졌다가 낮아지게 된다. 이런 현상이 반복되면, 앞서 언급한 인슐린 작용에 몸이 둔감하게 반응한다. 이것을 조금 어려운 말로 인슐린 저항성이 생긴다고 한다.

짜게 먹는 식습관에 익숙해지면 짠 맛에 대한 감을 잃어버려 점점 음식을 짜게 먹게 되는 것처럼 인슐린도 비슷하다. 혈당이 갑자기 오르내리면 인슐린 자극이 둔해져 점점 더 많은 인슐린이 필요해진다. 그러면 인체 내 호르몬이 정상적으로 반응하지 않게 된다.

이런 악순환이 반복되면 점점 늘어나는 당분을 처리하기 위해 점점 많은 인슐린을 만들어 내고, 인슐린과 당분 사이에 밸런스를 맞추기 위해 더 많은 당분을 먹게 된다. 그러면 자신의 뜻과는 상관없이 점점 살찌는 체질이 되는 것이다. 이런 상태에 이르면 고혈압, 고지혈증, 동맥경화 등에 걸린다. 늘어난 당분을 처리하기 위해 인슐린을 만드는 췌장은 무리를 하게 되고 몸은 점점 밸런스를 잃는다. 한마디로 살도 찌고 몸도 망가진다는 뜻!

이쯤 되면 몸에 흡수가 빠른 탄수화물을 먹겠다는 생각은 하지 않을 것이다. 살을 빼고 싶다면 탄산음료, 설탕, 흰 쌀, 밀가루 등등 몸에 별로 좋지 않은 음식은 먹지 않는 게 좋다. 이제 탄수화물도 현명하게 먹어야 한다. 그래서 추천하는 탄수화물 식품이 바로 고구마다.

사람이 만든 음식은 몸을 죽이고, 신이 만든 것은 몸을 살린다는 말이 있다. 고구마처럼 가공되지 않은 자연식품을 먹으면 자연스럽게 살이 빠진다. 이런 먹을거리에는 우리 몸의 신진대사를 촉진하는 비타민과 미네랄이 많이 들어 있기 때문이다. 고구마에는 섬유질도 많아 당분이 혈류로 흡수되는 속도를 늦춰준다.

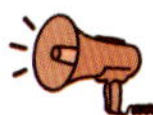

Tip : 포도당 사용 메커니즘

각 세포에 포도당을 보내 사용하면 우선 근육과 간에 저장된다. 그 다음에도 혈액 속에 포도당이 남아 있으면 지방의 형태로 몸에 저장하게 된다.

섬유질이 많고 복합당으로 구성된 탄수화물을 먹으면 혈당이 서서히 흡수된다. 그러면 세포나 근육에서 당분을 사용하고 나머지는 간에 저장하는 것으로 충분하기 때문에 남은 당분이 없어 지방 성분으로 저장되지 않는다.

단순당이나 밀가루, 흰 쌀로 만든 음식을 먹고 움직이지 않으면, 혈액 속에 당분이 급격하게 많아진다. 상황 이해를 돕기 위해 피자에 콜라를 잔뜩 먹고 바로 누워서 잔다고 가정해보자. 몸에 흡수가 빠른 단순당을 먹고 누워서 자면, 움직임이 줄어 근육에 당분을 보낼 필요가 없어진다. 그러면 당분을 간에 저장하게 되는데, 저장하는 것도 한계가 있으니 나머지는 지방으로 바뀌어 몸에 저장된다. 이렇게 단순당으로 이뤄진 음식을 먹고 누워서 자면 살이 찔 수밖에 없다.

고구마 한 끼에 얼마나 먹어야 하니?

당연한 이야기지만 모든 사람에게 맞는 고구마 식사량은 정해져 있지 않다. 사람마다 식사량이 조금씩 다르기 때문이다. 그래도 일반적인 식사량을 제시한다면, 1~2개의 고구마를 먹으면 된다.

'1~2개의 고구마라…. 이 세상에 수천 가지의 고구마가 존재하는데, 크기와 색상도 제각각이다. 어떤 고구마는 수박만하고 어떤 고구마는 밤톨만한데, 그런데 거기서 한 끼에 1~2개의 고구마를 먹으라는 건 너무 불친절한 설명이 아닌가?' 이렇게 생각하는 독자가 있을 것이다.

그래서 구체적인 설명을 덧붙일까한다. 오른손을 들고 주먹을 가볍게 쥐어보자. 그 주먹이 한 끼 식사량을 판단하는 기준이 된다. 체격이 큰 사람은 대체로 손도 크고, 체격이 작은 사람은 손도 작기 때문에 자신의 몸에 맞는 식사량을 판단할 수 있는 기준이 된다.

그렇다면 얼마큼 고구마를 먹어야 할까? 한 번에 자기 주먹크기 한개 반이나 두 개에 해당하는 고구마를 먹으면 된다. 그러면 한 끼 식사로 충분한 양을 먹게 된다. OK?

고구마 어떻게 먹어야 하는가

다이어트를 위한 고구마의 조리법이 따로 정해져 있는 것은 아니다. 구워 먹어도 되고 삶아 먹어도 관계없다. 그런데 고구마는 구워먹을 때 가장 맛이 있고 질리지도 않는다. 고구마를 구워 먹으면 고구마 성분이 농축되어 그 효과는 배가 된다. 특히, 껍질째 구우면 영양소가 파괴되지 않는다.

삶는 경우 생강을 함께 넣으면 체내정화에 도움이 되어 체력을 빠르게 회복할 수 있다. 또 삶게 되면 단 맛이 더 많이 나는데 고구마가 다 익을 때쯤에 계수나무 가루나 레몬을 넣으면 맛이 더욱 좋아진다.

대만에서는 1년산 고구마도 구할 수 있는데 그 중 한 달에서 석 달 정도 된 고구마가 가장 맛있다. 고구마는 저온(13도 이하)보관을 해서는 안 된다. 만약 저온에 고구마를 보관하면 흑색 반점이 생길 수 있으며 이를 먹을 경우 인체에 해로울 수 있다.

군고구마를 먹을 때 위가 뜨겁고 답답해질 수도 있는데 이때 우유와 같이 먹거나 으깨서 먹는 것도 좋은 방법이다. 우유와 같이 먹으면 부족한 동물성 단백질과 칼슘을 보충해서 맛도 좋고 영양균형도 완벽해진다. 또 고구마 속 식이섬유와 우유를 같이 먹으면 포만감이 느껴지면서 배고픔을 덜 느끼기 때문에 다이어트에 효과적이다.

고구마 속 전분은 가열되면 당으로 변하기 때문에 군고구마 맛이 달짝지근해진다. 그러나 이 단맛은 다른 것과는 분명히 구별된다. 또 고구마에 들어있는 풍부한 식이섬유 덕분에 체내 지방이 줄어들고 배설이 원활해진다.

고구마를 간단하게 먹는 방법은 오븐에 굽는 것이다. 우선, 고구마를 깨끗이 씻어 물기를 털어 내고 껍질째 오븐에 굽는다. 구울 때 몇 번 뒤집어주면 골고루 잘 익는다. 30분 정도 후에 젓가락으로 찔러 보고 가볍게 들어가면 다 익은 것이다. 삶아서 먹는 것도 매우 쉽다.

군고구마만(껍질째 또는 껍질 벗긴 채)먹어도 되고 우유를 곁들여도 되는데 우유소화가 안되는 사람은 두유를 마시면 된다. 다이어트를 원한다면 고구마우유(두유)로 식사 한 끼를 대신해도 좋다.

우유알레르기가 있거나 우유를 별로 좋아하지 않으면 콩가루를 섞거나 흑식초를 뿌려 먹는 등 다른 방식으로 먹어도 된다. 단, 위는 건강하지만 복부 비만인 사람은 다이어트를 위해 하루에 한 번만 고구마를 먹어야 한다.

대만의 유명한 건강전문가 진견진 씨의 이야기를 참고 하면, 여름처럼 습한 날씨에는 고구마를 삶아 먹는 것이 좋고 겨울처럼 온기가 필요한 날씨에는 고구마를 구워 먹는 것이 더 좋다고 한다.

중요한 것은 한 끼(혹은 두 끼)만 고구마 식사를 하는 것이다. 다이어트 효과가 좋다고 하면, 세 끼 모두 고구마 식사를 하는 사람이 있다. 이렇게 미련한 짓을 하면 영양 밸런스가 깨져 버린다. 그러면 몸에 필요한 영양분을 골고루 먹을 수 없어 오히려 역효과가 나고 다이어트에 실패하게 된다.

Tip : 뒤바뀐 고구마의 운명

옛날에 고구마는 가난한 사람들이 살기 위해 밥 대신 먹었던 음식이다. 원산지가 중남미인 고구마는 약 16세기에 유럽에서 남아시아지역과 일본에 전해졌다. 그리고 아시아 지역으로 퍼져 나갔는데, 당시만 해도 고구마는 쌀이 없어서 먹던 음식이었다. 그래서 경제가 어느 정도 좋아진 후에는 끼니를 고구마로 때운다는 건 가난하다는 뜻이었기 때문에 숨기고 싶은 일이었다.

그런데 고구마를 향했던 불쌍한 인식이 갑자기 변하게 됐다. 다이어트가 모든 사람들의 관심사가 되자, 고구마가 재조명되기 시작한 것이다. '인생은 정말 알 수 없다' 는 말이 있는데, 이 말은 고구마를 두고 나온 게 아닐까 싶을 정도로 고구마의 가치는 수직상승하게 됐다.

고구마는 사실 맛도 좋고 영양도 많고, 조금만 먹어도 포만감을 느낄 수 있어 건강에 매우 좋다. 예전에는 배고파서 먹었던 음식이지만 이제는 참살이 인생(well being)을 하기 위해 누구나 먹어야하는 음식이 되었다.

당신에게 맞는 고구마 다이어트는?

고구마 다이어트는 두 종류가 있다. 하나는 사례에 나왔던 것처럼 과체중으로 비만 상태가 심한 사람들이 하는 방식이다. 이런 사람들은 아침저녁으로 고구마를 먹어서 몸속에 쌓인 독소를 배출하는 데 초점을 맞추는 것이 좋다. 고구마의 섬유소가 독소를 흡수해 몸 밖으로 빠져나가면 신진대사가 빨라져 살이 빠지기 때문이다. 이런 식으로 아침저녁으로 고구마를 먹어서 살을 뺀 사람 중, 8개월 만에 82kg을 뺀 사람도 있다. 하지만 이 사람의 체중은 한때 160kg이 넘었다. 살기 위해 다이어트를 해야 할 정도로 심각한 비만이었던 사람이다.

다이어트의 다른 하나는 비만은 아닌데, 군살을 빼고 싶어 하는 사람들이 하는 방식이다. 만약 당신이 여기에 해당된다면(아마 그럴 것이다) 하루 세끼 중 한 끼만 고구마 식사를 하면 된다. 상당수의 한국 여성들이 여기에 해당된다. 그 중에 "에이~ 난 뚱뚱한데?"라고 생각하는 여성들도 있을 것이다. 하지만 이건 뚱뚱함의 기준이 지나치게 박해서 하는 소리다.

다이어트는 적게 먹어야 잘 된다고 아는 사람이 많다. 그런데 정작 다이어트에 성공하려면 건강하고 균형 있게 먹어야 한다. 탄수화물, 단백질, 지방을 잘 먹어야 한다는 말이다.

그런데 고구마를 먹으면 살이 빠진다고 해서 세 끼 다 고구마를 먹는 사람도 있다. 살 뺀다는 욕심에 눈이 멀어 고구마만 먹으면 탄수화물만 지나치게 먹어 버리게 된다. 당연히 영양의 밸런스를 잃어버릴 수밖에 없다. 제발 미련한 곰이 되지 말자. 이런 곰은 고구마보다 마늘과 쑥을 먼저….

고구마의 영양성분

탄수화물
몸을 움직이는데 필요한 에너지를 공급한다. 없으면 큰일 난다.

섬유질
다른 영양소의 이용률을 높여주고, 변비를 예방한다. 비피더스 균을 번성시킨다. 혈압상승을 막아준다. 다이어트에 매우 좋다.

칼륨
긴장이나 스트레스를 푸는 데 좋다. 나트륨을 배설시켜 혈압을 낮춘다.

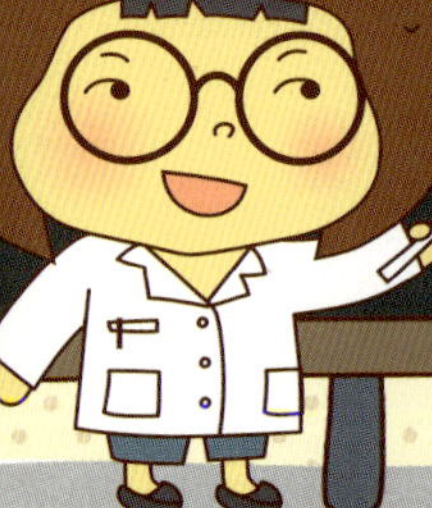

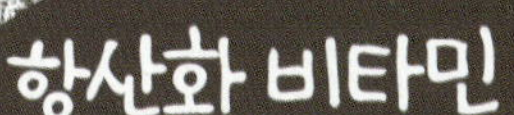

항산화 비타민
비타민 A, 비타민 C, 비타민 E으로
몸의 산화작용을 막는다. 피부가
완전 좋아진다.

베타카로틴,
클로로겐산
항암작용 항산화작용을 한다.
몸에 염증 생기는 것을 막고
노화를 방지한다.

sweet potato

하얀 수지성분
고구마를 자르면 하얗게 나오는 진이다.
변비예방 및 치료에 매우 효과적이다.
배변이 좋아지면 피부도 좋아진다.

고구마 다이어트 원리는 밸런스

원푸드 다이어트(one food diet)가 한동안 유행한 적이 있다. 포도 다이어트, 사과 다이어트, 황제 다이어트 등등 종류도 정말 많다. 이런 다이어트의 공통점은 일정 기간 하나의 음식을 하루 세 끼씩 계속 먹으면 살이 빠진다는 것이다. 앞서 살펴본 것처럼 몸에서 필요한 영양분과 몸의 메커니즘을 조금만 알고 보면 이것처럼 허황된 내용도 없다는 걸 쉽게 알 수 있다.

사람은 탄수화물, 단백질, 지방과 비타민, 미네랄을 적절하게 먹어줘야 건강하고 살도 빠진다. 영양소에 대해 간단히 설명하면 탄수화물은 사람을 움직이는 에너지이다. 그래서 탄수화물을 먹지 않으면 에너지가 없어 사람도 제대로 움직일 수 없다. 단백질과 지방은 에너지 이용율이 상대적으로 떨어지기 때문에 꼭 탄수화물을 먹어야 한다. 그래서 사람은 탄수화물에서 60~70%의 에너지를 얻어 사용한다.

단백질은 우리 몸을 구성하는 벽돌 같은 존재다. 단백질은 아미노산으로 분해된 다음, 흡수돼서 우리 몸이 정상적으로 작용하는 데 필요한 역할을 한다. 머리카락을 만들고 근육을 만들고 효소의 재료가 되며 DNA 유전 정보를 만든다. 단백질은 이것 말고도 수천 가지 일을 더 한다. 그리고 탄수화물 섭취가 부족할 때는 대체 에너지로 쓰이는 역할을 한다. 이렇게 쓰임새가 많기 때문에 몸도 함부로 단백질을 에너지로 쓰진 않는다.

우리 몸에 지방은 직장인들에겐 퇴직금과 같은 존재다. 뼈 빠지게 고생해서 받은 돈이기 때문에 아무 생각 없이 쓸 수 없다. 그런 것처럼 지방도 만일을 대비해서 모아 둔 에너지이기 때문에 쉽사리 사용하지 않는다. 그래서 이 지방을 뺀다는 게 만만한 일이 아니다.

3대 영양소에 대해 간단하게 언급했지만, 우리 몸의 메커니즘에 대해 정확히 알면 알수록 몸에 보탬이 되는 선택을 할 수 있다. 그러면 다이어트에 성공할 가능성도 높아진다. 우리 몸의 메커니즘에 대해 더 구체적으로 알고 싶다면 한언출판사의《내 몸의 생체학》을 참고하기 바란다.

다시 다이어트로 돌아가자. 원푸드 다이어트를 하면 3대 영양소와 비타민, 미네랄을 적절하게 먹을 수 없다. 영양섭취의 균형이 흐트러지면 건강도 나빠진다. 단백질만 지나치게 먹게 되거나, 당분만 지나치게 먹게 되거나, 어쨌거나 신진대사가 느려져 살찌는 체질로 변한다. 그래서 음식의 밸런스를 맞춰주고 살도 빠지는 고구마 다이어트가 효과 만점이라고 말하는 것이다.

고구마 다이어트는 원푸드 다이어트가 아니다. 이름만 놓고 보면 고구마만 먹는 다이어트 같지만, 하루에 한 끼만 고구마를 먹으면 되니까 나머지 식사 때 몸에 필요한 영양성분을 먹을 수 있다.

하루에 한 끼 고구마를 먹으면서 고구마에 들어있는 영양분을 흡수하고, 섬유소로 독소를 배출하니까 살이 자연스럽게 빠진다. 나머지 두 끼 식사에서 영양의 밸런스를 갖출 수 있어 다이어트가 더 잘 된다. 다이어트의 핵심은 골고루 적당히 먹어야 한다는 것을 기억하자.

늘씬한 모델도 고구마 다이어트를 한다

고구마가 다이어트에 좋다는 독자의 신뢰를 얻기 위해, 한 가지 활동을 제안하겠다. 지금 당장 컴퓨터를 켜고 인터넷 검색창을 열자. 검색창에 다음 단어 '모델', '다이어트', '고구마'를 순서대로 입력하자. 그리고 검색을 클릭!

그러면 고구마 다이어트 관련 정보들이 엄청나게 많이 검색된다. 그 중에서 검색 빈도가 높고 신뢰할 만한 글을 한두 개 읽어보자. 블로그나 웹문서를 통해 직접 보겠지만, 자타가 공인하는 몸매를 가진 모델들도 다이어트를 할 때 고구마를 열심히 먹는다는 사실 확인할 수 있을 것이다.

모델도 사람인지라 몸매가 항상 아름답지는 않다. 무슨 말이냐 하면, 큰 이벤트가 있기 전에는 약간은 인간(?)적인 체형으로 생활한다는 말이다. 패스트푸드도 먹고 운동도 약간은 소홀히 해서 카메라에 앞에 당당히 서던 시절에 비해 약간 덜 예쁜 몸매로 생활한다.

하지만 몸매를 과시해야 할 순간이 다가오면 철저하게 자신을 통제한다. 아침식사는 꼭 하고, 고구마를 빼놓지 않고 먹는다. 여기에 운동까지 하면서 관리해주면 예전의 몸매로 돌아가는 것은 어렵지 않다.

'먹는 것이 곧 나'라는 말이 있다. 평소에 좋은 것을 먹으면 건강이 좋아지고, 나쁜 것을 먹으면 건강이 나빠진다는 말이다. 그렇기 때문에 평소에 영양 물질이 많이 들어있는 고구마를 먹을 필요가 있다. 지금 당장은 모델, 연예인들도 몸매 관리를 할 때 먹는 대표적인 음식이 고구마라는 사실 하나만 기억하자.

미라클! 고구마의 섬유질

예전에는 섬유질을 소화도 안 되고, 다른 영양분의 소화를 방해해서 몸에 나쁜 영향을 준다고 생각했다. 하지만 현재 섬유질에 대한 평가는 고구마처럼 완전히 달라졌다. 섬유질은 음식을 먹을 때 반드시 필요한 것으로 제6의 영양소라는 평가까지 받고 있다.

섬유질은 장에 있는 나쁜 균들의 활동을 억제하는 반면, 좋은 균의 활동은 활발하게 한다. 결정적으로 장에 있는 노폐물과 독소를 흡수해서 몸 밖으로 빼내는 역할을 한다.

우리가 먹는 음식에 섬유질이 부족하면 변이 딱딱하게 굳어 대장에 오래 머물게 된다. 이게 바로 많은 여성들을 괴롭히는 변비이다. 변이 빨리 배출되지 않는 것도 문제지만 장 안에서 썩게 되면 정말 큰 문제가 되고 여러 가지 질병의 원인이 된다.

하지만 고구마의 섬유질은 장의 연동운동을 촉진시켜 음식물 찌꺼기가 빠져나가는 시간을 줄여준다. 찌꺼기가 썩어서 쌓일 가능성이 낮아 그만큼 몸에 나쁜 독소가 다시 몸 안으로 흡수되는 현상을 막을 수 있다.

음식이 소화기관을 통과해서 배설되는 시간이 짧아지면 노폐물이 몸 안에 쌓일 수 있는 여지를 차단해서 좋다. 또 섬유질이 장 속에 있는 좋은 균의 먹이가 되어 번식을 돕는데, 유익균이 많아지면 면역력이 강해지고 장내 환경이 건강해진다.

섬유질이 많은 음식은 당이 몸에 천천히 흡수되어 혈당을 상승시키지 않는다.

그러면 앞서 언급했던 인슐린 문제가 일어나지 않는다. 또 섬유질은 칼로리가 낮으면서 부풀어 오르는 성질이 있어 포만감을 준다. 그래서 다이어트에 효과가 매우 좋다. 여기까지만 읽더라도 몸에 좋은 섬유소를 먹어야겠다는 생각이 들 것이다. 그런데 맛있는 섬유소가 있다면 더 열심히 먹게 되지 않을까? 고구마 다이어트를 하면 이 모든 게 한번에 해결된다. 고구마 다이어트로 고고싱~!

아침을 잡아야 다이어트에 성공한다

"아침에 밥 먹을 시간이 어디 있니? 그 시간에 더 자는 게 낫지" 수시로 이어지는 야근에 지친 많은 직장 여성들이 볼멘소리를 한다. 하지만 정작 다이어트에 성공하고 싶다면 아침식사를 반드시 해야 한다.

일반적으로 사람들은 몸의 메커니즘에 대해 잘 모른다. 우리의 몸은 생각하는 것과 많이 다르게 움직인다. 예를 들어 아침식사를 거른다고 가정해보자. 대부분의 사람들이 아침밥을 굶었을 뿐, 그것을 대수롭지 않게 생각할 것이다. 사실 또 그렇게 위험한 일은 아니다. 요즘은 먹을 걸 쉽게 구할 수 있으니까.

하지만 우리 몸은 독자의 생각한 것처럼 반응하지 않는다. 사람의 몸은 식사를 하지 않으면 위기감을 느끼게 오랜 시간에 걸쳐 진화했다. 그래서 아침밥을 먹지 않으면 무의식적으로 언제 또 식사를 하게 될지 모른다는 위기감을 느끼게 된다. 이렇게 위기감을 느끼면 몸은 에너지를 저장하려고 하지 사용하려 하지 않는다.

점심식사를 할 때쯤이면 단순히 식사를 한 끼 하는 게 아니라 생존을 위해 에너지를 몸에 저장하려고 한다. 그렇게 되면 식사를 거르지 않고 할 때보다 당연히 살이 찔 수밖에 없다. 이런 이유 때문에 다이어트에 성공하려면 아침식사를 반드시 해야 한다.

뇌 속에 도마뱀 있다

사람의 뇌 속에는 도마뱀이 있기 때문에 굶으면 안 된다. 그러면 절대 다이어트에 성공할 수 없다. 뇌 속에 도마뱀이라…. 생뚱맞은 이야기 같지만 정말이다. 뇌 속 도마뱀은 대뇌변연계를 가리키는 말인데, 뇌에서 가장 먼저 진화한 부분이다. 이 부분이 파충류의 뇌와 비슷해서 '도마뱀 뇌'라고 부른다. 그런데 인간 머릿속 도마뱀이 하는 일은 인간의 생명활동과 직접적으로 관련이 있다. 바로 생존과 생식!

2미터 높이의 담장으로 막혀있는 막다른 골목길에 있다고 가정해보자. 여성이라면 대부분 이 벽을 넘을 수 없다. 하지만 뒤에 미친 개 혹은 미친 소 서너 마리가 뒤쫓아 온다고 생각하면 어떨까? 모든 여자가 순식간에 원더우먼으로 변해, 벽을 쉽게 넘을 수 있다. 2미터 담장 따윈 아무런 걸림돌이 되지 않는다.

이 모든 행동이 위기가 닥쳤을 때 생명을 보존하기 위해 뇌 속에 프로그램 된 행동이다. 불이 났을 때 피아노도 들어 올린다는 말은 거짓말이 아니다.

그렇다면 도마뱀이 위기 상황이라 인지할 만한 게 또 뭐가 있을까. 음식을 제때 먹지 않는다면 충분히 생명의 위협이 될까? 우리의 의식은 그렇게 생각지 않는다. 언제라도 쉽게 배고픔에서 벗어날 수 있기 때문이다.

하지만 무의식적으로 우리 몸은 공복을 그렇게 받아들이지 않는다. 몸무게가 줄어드는 것은 죽음에 직접 이어지는 일이기 때문에, 몸무게를 유지하려는 욕망은 살을 빼려는 어떤 의지보다 강하다. 다이어트 한다고 하루에 한 끼 식사만 해본 사람은 알 것이다. 3일 정도만 지나면 자신의 의지와는 상관없이 엄청난 음식을 먹게 된다는 사실을….

이런 이유 때문에 살을 빼려면 절대로 굶어선 안 된다. 적당한 칼로리를 먹어야 다이어트에 성공할 수 있다. 몸의 메커니즘은 우리의 생각과 많이 다르다는 사실을 이제 분명히 알았을 것이다.

그렇다고 살을 빼려는 사람이, 아니 뺄 살이 있는 사람이 평소처럼 계속 많이 먹어도 될까? 그건 상식적으로 생각해봐도 앞뒤가 맞지 않는다. 일단 식사를 굶지 않고 하되, 적어도 '안정 시 대사량'보다는 더 먹으면서 몸을 관리해야 한다는 말이다.

사람이 아무 활동을 하지 않더라도 소모되는 칼로리를 '안정시 대사량'이라고 한다. 그러니까 소파에 누워 가만히 있어도 소모되는 에너지만큼은 최소한 먹어줘야 뇌 속 도마뱀도 경고등을 켜지 않는다.

그런데 이런 기본 에너지 섭취가 이뤄지지 않으면 도마뱀은 생명을 보호하기 위해 경고 사이렌을 울린다. 그러면 신진대사는 느려지고 몸은 굶주린 상태로 들어간다. 그러다 막상 밥을 먹으면 평소보다 많이 먹게 되고, 심지어는 위가 터질 것처럼 먹기도 한다. 그럴 때마다 약한 의지력을 책망해 보지만 이것은 의지의 문제가 아니다. 앞서 말한 것처럼 본능적인 행동이라 자신을 너무 비하할 필요 없다. 인간은 원래 이런 방식으로 진화해 왔을 뿐이다.

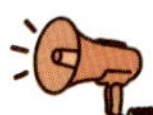

Tip : 안정 시 대사량 계산법

파운드 단위 환산한 몸무게×10

1kg = 2.2pound

가령 60kg의 여성이 안정 시 대사량을 계산하려면, 먼저 몸무게를 파운드 단위로 바꿔야 한다.

60(kg) × 2.2(pound) = 132pound

여기에 10을 곱하면 안정 시 대사량을 알 수 있다.

60kg의 여성의 안정 시 대사량 132×10 = 1320㎈

하루 여섯 끼 식사가 좋지만 어려워

가장 이상적인 식사는 하루 세 끼가 아니다. 얼핏 보면 약간 제정신이 아닌 것 같아 보이지만, 하루 여섯 끼 식사가 아름다워지고 싶은 사람에게 가장 적절하다. 이유는 뭘까?

하루 여섯 끼의 식사를 하면 조금씩 자주 먹을 수 있다. 그리고 배고픔을 느끼기 전에 영양분을 골고루 갖춘 음식을 꾸준히 먹기 때문에 도마뱀이 경고등을 켤 시간을 주지 않는다. 그러면 몸의 메커니즘도 에너지를 저장해야 한다고 느끼지 않는다. 여기에 적절한 육체활동까지 곁들인다면 다이어트 효과는 금상첨화가 된다.

살을 빼려는 사람에게 지방은 최대의 적이다. 다이어트를 긍정적으로 해석해서, 살을 빼는 게임이라고 해보자. 이럴 때 살을 빼기 위해 지방을 아예 하나도 먹지 않는다면 경기를 승리로 이끌 수 있을까? 잠깐 동안은 가능할 것이다. 하지만 오랜 기간 필수영양소를 먹지 않으면 몸에 탈이 나고 결국 게임에서 질 수밖에 없다. 다이어트에 승리하기 위해서는 몸의 메커니즘에 대항해선 안 된다.

음식 섭취를 줄이게 되면 우리 몸의 메커니즘은 근육을 땔감으로 사용한다. 그러면 몸은 쉽게 피로해지고 기운도 없어져 짜증을 느끼게 된다. 면역체계도 약해지고 이로 인해 영양결핍 상태가 일어나, 몸 안에 수천 개의 신진대사 과정이 제대로 이뤄지지 못한다. 이렇게 되면 몸에 비상이 걸리고, 그 결과 사람은 생존을 위해 많은 음식을 먹어치우게 된다. 그래서 음식을 줄이는 행위는 어리석은 짓이고 결코 다이어트에 보탬이 되지 않는다.

그런데 보통 직장인은 하루 여섯 끼를 챙겨 먹기 쉽지 않다. 오전 10시 30분경 및 오후 3시경에 다들 열심히 일하고 있는데 혼자 음식을 먹기란 쉽지 않다. 그래서 제시하는 대안이 바로 아침 식사를 고구마로 하는 것이다. 고구마에는 섬유질이 많이 들어 있고, 전분이 영양분을 보호하고 있어서 각종 영양분을 큰 손실 없이 먹을 수 있다. 또 포만감이 오래 유지되어 음식을 먹고 싶다는 생각을 안 하게 된다.

결정적으로 고구마는 복합당이라 단당류 음식의 칼로리와 다르다. 앞서 살펴본 것처럼 고구마의 당분은 오랜 시간에 걸쳐 혈액 속에 흡수되기 때문에 몸이 에너지를 사용할 시간을 벌 수 있다. 또 고구마에 들어 있는 섬유질은 에너지

전부가 급하게 흡수되는 것을 막는다.

이렇듯 몸에 흡수되는 속도가 다르고, 에너지로 사용되는 패턴이 다르기 때문에 같은 칼로리의 음식이라도 우리 몸에 작용하는 방식도 다르다. 이런 점을 많은 사람들이 모르고 있는데 정말 중요하다. 정리하자면 몸에 흡수가 천천히 되는 고구마가 다이어트에 매우 적합한 음식이라는 것이다.

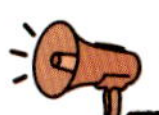

Tip : 칼로리 양보다 질

같은 양의 칼로리를 먹더라도 종류에 따라 몸에 사용되는 방식이 다르다. 몸에 흡수가 빨리 되는 당은 혈당과 인슐린 수치를 높여 살을 찌운다. 아침식사로 몸에 흡수가 빨리 되는 음식을 먹은 사람 중 81%가 오후에 더 많은 음식을 먹는다는 통계가 있다.

반면 몸에 늦게 흡수되는 당을 먹으면, 흡수가 빨리 되는 당보다 더 많은 양을 먹더라도, 체중이 줄어든다. 그래서 다이어트에 성공하려면 몸에 흡수가 천천히 되는 음식을 먹어야 한다.

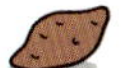 스트레스는 받지 말아야지

감정이입 최면 상황극을 하나 해보자. 당신은 쥐다. 당신은 쥐다. 당신은 쥐다. 레드 썬!

당신은 투명한 유리케이스 안에 혼자 있다. 당신 옆에는 치즈가 놓여 있지만 이미 식사를 마친 상황이라 식욕은 전혀 없다. 그런데 꼬리를 보니 전극 같은 게 연결되어 있다. 쥐인 당신의 눈으로 보더라도 상당히 위협적으로 보인다.

언제라도 전기가 흘러나올 것처럼….

유리케이스 밖에서는 흰 가운을 입은 사람들이 움직이고 있다. 그때 한 사람이 빨간색 버튼을 누른다. '빠지직' 소리가 나면서 꼬리에 매우 강력한 전기가 흐른다. 온몸을 마비될 것 같은 고통이 전신을 휘감는다. 핏속에 스트레스 호르몬이 넘쳐흐른다. 버튼을 떼자 전기충격은 사라진다. 하지만 갑자기 배가 고픈 것도 아닌데 식욕이 치솟아 옆에 있던 치즈를 들고 미친 듯이 먹기 시작한다.

감정이입을 엄청나게 잘 하는 사람일지라도 걸리기 힘든 최면 상황극이었던 것 같다. 그래도 혹시 모르니 최면에서 깨어나서, 이제 쥐에서 독자로 돌아오자. 레드 썬~!

스트레스를 받으면 대체로 음식이 먹고 싶어진다. 이것은 쥐만 그런 게 아니라 생명체라면 그렇다. 위에 쓴 상황극은 허구가 아니라 실제 실험의 내용이다. 배불리 먹인 쥐 한 마리를 실험 케이스에 넣고 꼬리를 집게로 잡는다. 그냥 잡고 있으면 쥐는 가만히 있지만, 집게를 조여 꼬리에 통증을 주면 쥐는 갑자기 치즈를 먹기 시작한다. 집게를 풀어 통증을 없애주면 쥐는 다시 치즈를 내려놓는다. 하지만 다시 통증을 주면 곧바로 치즈를 들고 먹는다. 정말 신기하지 않은가? 이게 다 스트레스 때문이다.

스트레스를 받으면 몸은 위험신호로 받아들인다. 그렇게 되면 몸은 당연히 경계상태로 전환되고, 아드레날린과 코티졸이 혈액 속에 분비 된다. 동시에 혈압이 상승하면서 몸은 비상사태에 대비한다. 그러면 몸은 혈중 지방과 혈당, 인슐린 수치도 증가시켜 갑자기 에너지를 써야할 경우에 대비한다.

여기서 정말 놀라운 것은 쥐의 체중이다. 통증에서 벗어나려고 발버둥 쳤기 때문에 가만히 있을 때보다 소모되는 에너지가 많았다. 그러면 상식적으로 체중에 줄어야 하는데 오히려 체중이 증가하는 현상이 나타난다. 달리 말해 스트레스만 받아도 살이 찐다는 것이다. 스트레스는 다이어트의 적이다.

안타깝게도 동물과 달리 인간은 생각만으로도 스트레스를 받는다. 그리고 직장생활이나 결혼 같은 인간관계에서도 스트레스를 받기 때문에 동물이 받는 원초적인 것에 비하면 스트레스가 더 많다. 그런데 이런 반응이 지속되면, 앞서 살펴 본 것처럼 인슐린 저항성이 커지고 대사과정이 원활하게 일어나지 않아 체중이 늘어난다.

안타까운 것은 바로 살 때문에 받는 스트레스이다. 한때는 과체중이 복스럽다거나 부를 상징한다고 해서 긍정적으로 받아들여지기도 했지만, 지금은 웃음거리가 되기 십상이다. 아이들 사이에서도 뚱뚱하면 왕따가 되기 쉽다.

그래서 뚱뚱하면 자신감을 잃게 되고, 옷을 살 때면 원하는 사이즈를 살 수 없어 수치심을 느끼게 된다. 결국 이런 분위기 때문에 체중이 많이 나가는 것 자체가 스트레스의 원인이 된다. 그래서 과체중이라는 사실 자체가 계속 살을 찌게 한다.

다이어트 vs 스트레스

그렇다면 인간은 살이 찔 수밖에 없는 운명인가? 가만히 있으면 스트레스 때문에 살이 찌고, 살이 찌면 살이 쪘다고 스트레스를 받아 다시 살이 찌고…. 다이어트를 하려고 밥을 줄여 먹으면 뇌 속 도마뱀이 경고등을 켜 몸은 위기상황으로 인식을 하고, 그러면 다시 폭식을 하게 되어 살이 찌고…. 운동을 하자니 안 쓰던 몸을 움직여야 하니 스트레스 받고, 스트레스 받으면 다시 살이 찌고…. 최악이다.

이런 사람들을 위해 존재하는 다이어트가 바로 고구마 다이어트다. 고구마 다이어트는 어렵지 않게 누구나 할 수 있다.

힘든 다이어트는 이제 그만

땀을 빼고 몸을 움직이는 운동 다이어트는 너무 힘들다. 십여 일 마음을 다잡고 열심히 해보지만, 2주가 지나면 살을 빼겠다는 초심은 더운 여름에 얼음 녹듯이 슬슬 녹기 시작한다. 그리고 주중에 연휴라도 걸려 며칠 연달아 쉬게 되면, 예전처럼 운동을 시작하는 게 좀처럼 쉽지 않다. 다이어트에 성공하고 싶은 마음은 있는데, 왜 몸은 마음처럼 움직이지 않는 걸까?

운동을 하면 기초 대사량이 늘어나면서 식사량도 함께 늘어난다. 그런 상황에서 운동을 그만두면 대사량은 줄어들지만 식사량은 줄어들지 않아서 힘들게 뺐던 살이 다시 찌고 만다. 그나마 빠졌던 살만큼만 찌면 그나마 다행이다. 대체로 몸무게가 더 늘어나 버리는 사람이 훨씬 많기 때문이다.

이렇게 되면 다이어트에 도전한 사람은 패배감에 휩싸이고 자괴감에 빠진다. 그러면 스트레스를 해소하기 위해 맛있는 걸 먹는다. 먹고 나면 또 살이 찐다.

그러면 또 엄습하는 스트레스와 자괴감….

지금까지 다이어트에 실패하는 사람에게 솔깃할 만한 아이템이 하나 있다. 바로 고구마! 지금까지 당신이 다이어트에 실패한 것은 게을러서가 아니다. 운동으로 살 뺀 사람들이 독한 마음으로 다이어트를 했기 때문에 성공한 거다!

그렇기 때문에 휴일만 되면 늘어지고 싶은 마음에 굴복하는 우리들의 모습에 죄책감을 느낄 필요는 없다. 힘든 운동으로 살을 빼지 못한다며 스트레스를 받는 것보다 쉽고 누구나 할 수 있는 방법을 선택하면 그만이다. 고구마 다이어트로 우리를 바꿔보자.

배고픈 다이어트도 그만

식사량을 적정선 이상으로 줄이는 것이 얼마나 무모한 짓인지 이제는 잘 알고 있을 것이다. 밥을 굶고, 지나치게 줄여먹는 다이어트의 결과는 예전 몸무게에 3~4kg이 덤으로 늘어난 체중뿐이다.

고구마 다이어트는 배고픔으로 고생하지 않는다. 적절하게 배도 부르면서 살도 쉽게 뺄 수 있는 다이어트. 더 이상 말하지 않으련다.

비법의 비밀

고구마 다이어트의 비법을 100% 공개하기 전에, 짤막하게 영화이야기를 하나 하겠다. 영화 '쿵푸 팬더 (Kung Fu Panda, 2008)'를 보면 무림계 최고 고수만 볼 수 있는 비법이 나온다. 이 영화에 나오는 비밀이 보편적이진 않지만 다이어트와 크게 연관이 있기 때문에 살펴보고 넘어가자.

이 영화의 설정은 조금 황당하다. 뚱뚱한 판다곰이 무림 고수들에게만 전수되는 비법을 익혀 악당들을 물리친다는 게 주요 내용이다.

누가 됐든 최고의 비법을 전수받으려면 한 가지 전제 조건을 충족시켜야 한다. 마스터들이 인정하는 수준으로 무술 실력이 고수가 되어야 한다는 것이다. 그래서 다들 선택받은 1인이 되기 위해 치열하게 경쟁한다.

하늘을 날아다닐 정도로 출중한 경쟁자들 사이에, 다리 찢기도 안 될 정도로 준비되지 않은 뚱보 판다가 선택받은 최후의 1인이 되기란 쉽지 않아 보인다. 어쩔 수 없이 스승은 뚱보 판다에게 기본부터 철저히 가르쳤다. 당근 대신 뚱보 판다가 좋아하는 만두를 유인책으로 걸며 기본수련에 집착했다. 그렇게 열심히 노력(?)한 끝에 뚱보 판다는 최고의 비법을 손에 쥐게 된다. 엄청난 기대를 하며 펼친 비법 두루마리에는 뭐라고 써 있었을까? 영화를 본 독자라면 답을 이미 알고 있겠지만 두루마리에는 아무 것도 써 있지 않았다. 영화 이야기는 여기까지.

그렇다면 이 엉뚱한 상황에서 우리가 얻을 수 있는 교훈은 뭐가 있을까? 사람마다 관점이 다르니 다양한 해석을 할 수 있겠지만, 이 책은 다이어트 책이니만큼 그 관점에서 살펴보자.

이 영화의 핵심 메시지는, 아무리 형편없는 판다라도 이미 알고 있는 기본적인 내용을 꾸준히 반복하면 진정한 고수가 된다는 게 아닐까? 반복해서 꾸준히 직접 하는 게 중요하기 때문에 더 이상 비법으로 전해줄 게 없는 것이다.

달리 말해, 다이어트에 성공하기 위해 하루도 빼놓지 않고 고구마 식사를 했는데 1년이 지났더라. 그런데 그 시간이 지나고 보니 고구마 다이어트 덕분에 이미 사람들이 부러워하는 멋진 몸매가 되어 있더라. 이렇게 우리도 이미 알고 있는 고구마 다이어트 방법을 행동으로 옮기면 된다는 뜻이 아닐까? 꿈보다 해몽이라 이야기하면 할 말 없지만….

이 책을 읽고 있는 독자는 이미 충분히 다이어트에 성공한 사람이 될 수 있는 기본정보를 갖추었다. 그러니 앞으로 꾸준히 고구마 다이어트를 하는 일만 남았다. 다음 페이지에 사람들이 자주 물어보는 고구마 다이어트 관련 Q&A를 수록해 두었다. 그것을 참고해서 이젠 직접 고구마 다이어트를 해보자. 직접 하는 사람에게만 고구마처럼 달콤한 결과가 있다.

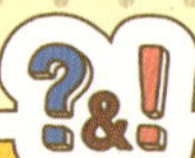

고구마 다이어트 그것이 알고싶다

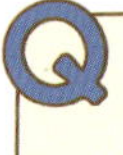

Q 고구마를 구울 때는 어떤 고구마를
선택하는 것이 좋은가?

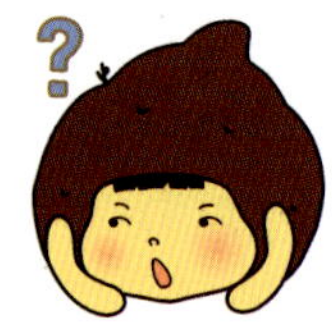

A 종류에 관계없이 모두 좋다. 붉은 고구마에는 베타카로틴이 가장 많이 들어 있으며 비타민 함유량이 높아 피부 보호는 물론 탄력까지 제공한다. 칼슘, 칼륨, 아연, 인 등이 들어있는 흰 고구마는 세포신진대사와 장기 기능 활성화 촉진에 좋다. 조혈 작용을 통해 세포 노화를 막아주는 B_{12}, 혈관을 튼튼하게 해주는 비타민E, 간기능 향상을 돕는 비타민 K 등이 흰 고구마에 모두 들어있다. 신체 기능 활성화를 통해 지방이 연소되면서 다이어트에 성공할 수 있다.

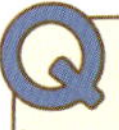

Q 몇 번 고구마를 먹어야
다이어트에 도움이 되는가?

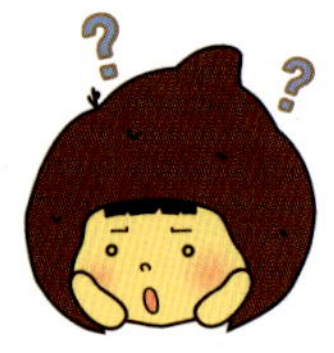

A 가장 좋은 다이어트는 아침에 다른 음식을 먹지 않고 고구마 1~2개만 우유와 (혹은 두유)곁들여먹는 것이다. 비만 정도가 심한 사람은 아침저녁으로 고구마를 먹거나, 우유대신에 콩가루, 흑식초를 먹어도 무방하다. 점심식사를 다른 음식으로 대신하면 영양 불균형은 걱정하지 않아도 된다.

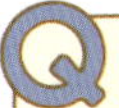

Q 시장에서 파는 자색고구마도
다이어트에 도움이 되는가?

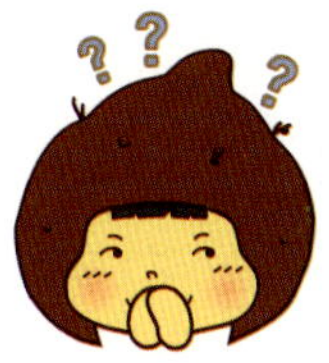

A 활성산소는 우리 몸에 노화를 초래하는데 바로 항산화물질이 이러한 활성산소를 제거한다. 세포가 노화되면 인체에 부정적인 영향을 끼친다. 예를 들면, 혈관벽이 손상되어 동맥경화를 초래하거나 암을 유발한다.

최근에 건강에 좋다는 이유로 와인 열풍이 불었다. 와인에는 인체에 유익한 폴리페놀이라는 항산화물질이 들어 있어 활성산소를 제거한다. 자색고구마에도 폴리페놀이 많이 들어 있어 심혈관 계통 질환의 발병을 막아준다. 또한, 연구 결과 폴리페놀에는 안토시아닌이라는 자줏빛 색소가 들어 있어 와인이 시력 증강에 도움이 되는 것으로 나타났고 자색고구마에도 안토시아닌이 풍부하며 인체에 쉽게 흡수되어 좋다. 성공적인 다이어트와 저항력, 면역력 강화, 그리고 시력 증강을 원한다면 자색고구마를 많이 먹는 것이 좋다.

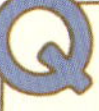

Q 고구마 다이어트는
군고구마 다이어트 밖에 없는가?

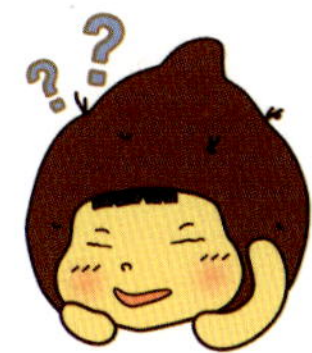

A 군고구마다이어트를 하는 이유는 영양소를 완벽하게 보충할 수 있고 맛도 있기 때문이다. 물론, 고구마를 갈아 즙을 만들어 마시거나, 찌거나 삶아 먹어도 된다. 자연 건강 전문가가 주장하는 바에 의하면 여름에는 쪄서 먹고 겨울에는 구워 먹는 게 좋다고 한다.

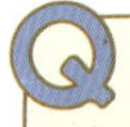

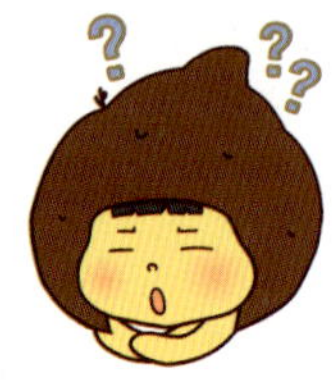

A 다이어트를 위해 아침저녁으로 고구마 식사를 해도 관계는 없다. 사례에 나와 있는 것처럼 아침저녁으로 고구마를 먹고 다이어트에 성공한 사람도 많기 때문이다. 하지만 아침저녁으로 고구마 식사를 한 사람들을 보면 대체로 심각한 비만으로 고생했던 사람들이 많다. 고구마를 먹어서 몸에 좋은 영양분을 섭취하는 동시에 섬유질이 배변작용을 활성화시켜 독소를 빼내어 몸의 신진대사를 좋게 한다.

하지만 영양분의 밸런스를 맞추는 게 중요하기 때문에 하루 한 끼만 고구마 식사를 해도 괜찮다.

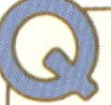

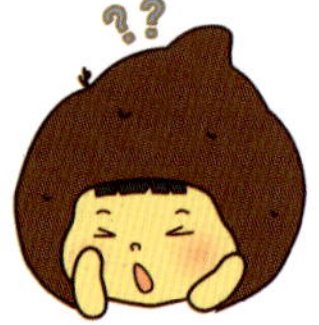

A 감자도 다이어트에 좋은 식품이다. 고구마처럼 영양물질도 많이 들어있고, 섬유질도 많다. 특히 감자를 생으로 갈아 먹으면 다이어트에 좋다.

하지만 감자생즙은 맛이 없어서 꾸준히 다이어트 식품으로 먹기 힘들고 제대로 된 감자를 고르지 않으면 배탈이 날 수 있는 위험 요소가 있다. 고구마가 다이어트에 좋은 점은 영양도 많지만, 맛도 좋다. 그렇기 때문에 꾸준히 오래 먹을 수 있고, 결과적으로 다이어트에도 성공할 수 있다.

chapter 03

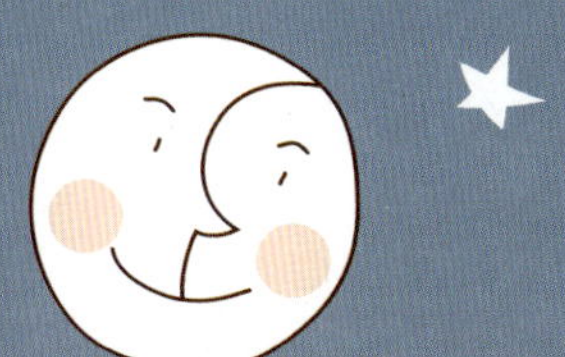

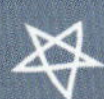

고구마 다이어트 이렇게하면 효과 두 배

다른 활동 없이 고구마만 꾸준히 먹어도 살은 빠진다. 그런데 만약 다이어트 효과를 높이고 싶은 독자가 있다면, 3장의 내용을 적극 활용하라. 3장에서 제시하는 방법은 다이어트에 보탬이 되는 활동으로, 고구마 다이어트와 함께 하면 그 효과를 높일 수 있다. 하지만 고구마 먹는 것 외에 다른 활동이 귀찮은 독자라면 그냥 한번 읽고 넘어가자.

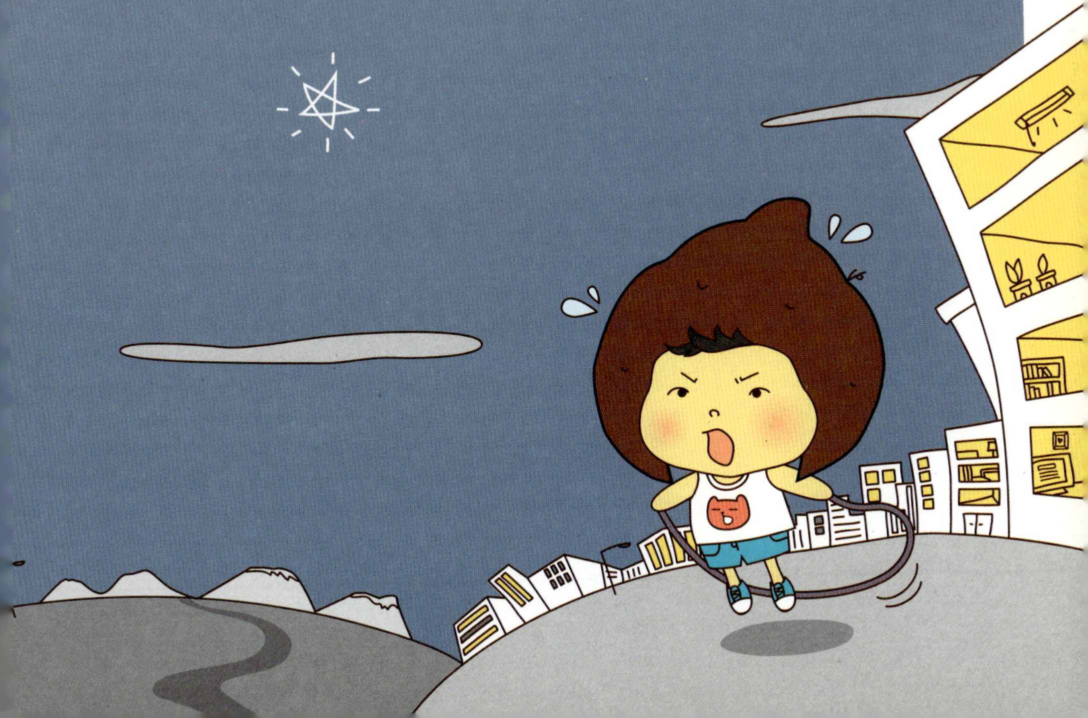

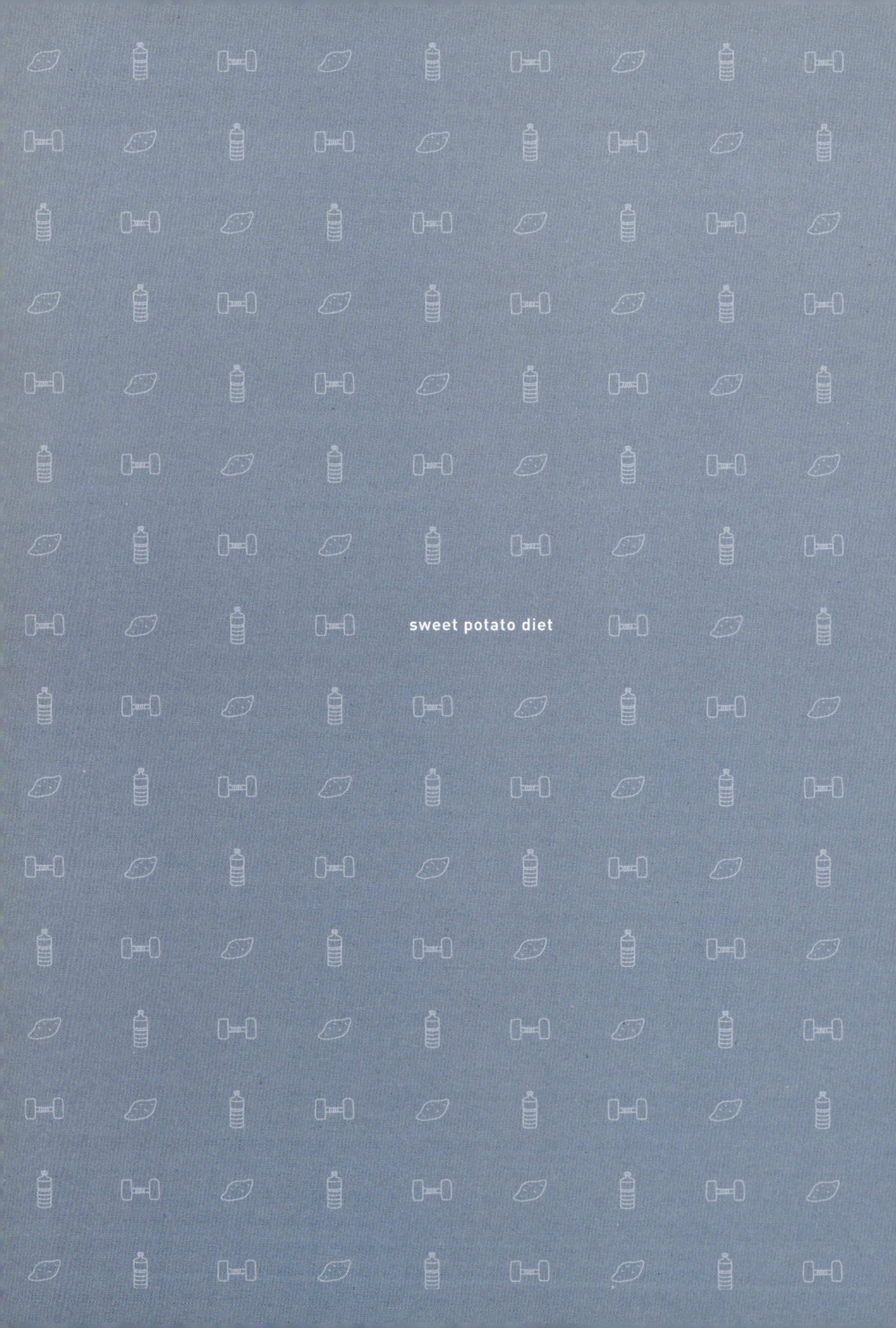

sweet potato diet

고구마 다이어트
이렇게 하면 두 배 효과

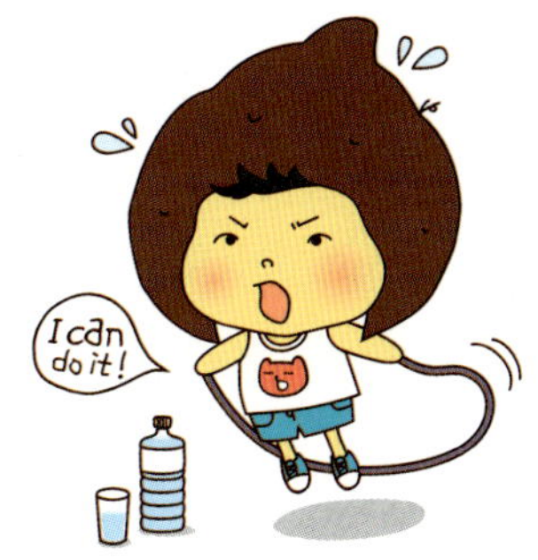

다이어트에는 대박도 없고 왕도도 없다. 꾸준히 자기 관리를 하는 것만이 다이어트에 성공하는 유일한 비결이다. 그러나 기적은 아닐지라도 다이어트 효과를 높여주는 방법은 있다. 3장에서는 독자에게 그 방법을 알려줄 것이다.

앞서 말한 것처럼 고구마를 먹는 것 외에 다른 활동이 귀찮다면 고구마 다이어트만이라도 꾸준히 하자. 그래도 살은 빠진다. 그런 독자는 스트레스 받을 수 있으니까 3장을 읽지 말자. 다음 장으로 바로 패스~!

하지만 2장에서 몸의 메커니즘에 대해 어느 정도 이해하게 된 독자라면 계속 읽어보자. 2장을 읽었으면 몸에 대한 호기심도 많아졌을 것이고, 다이어트 효과를 높여주는 방법을 직접 활용해보고 싶을 것이다.

원래 사람의 습성이 그렇다. 몰랐던 걸 알게 되면 더 좋은 방법이 보이고, 새로운 방법이 보이면 예전의 시행착오를 반복하지 않으려 한다. 그래서 새롭게 좋은 방법을 알게 되면 현재 문제점을 바꾸려하지 문제를 방치하려고 하지 않는다. 3장은 바로 이런 사람들을 위한 장이다.

이 장에서는 초심 유지하기, 나에 대해 알기, 공부하기, 음식 현명하게 먹기, 운동하기, 생각 다스리기, 쓰기 등 여러 활동을 제안할 것이다. 여기에 나오는 도구만 잘 활용해도 예전과는 완전히 다른 사람이 될 수 있다.

하지만 사람에 따라서 이런 활동을 귀찮게 여길 수도 있다. "뭐 귀찮게 이런 걸 하라 그래"라며 부정적으로 생각한다. 그런데 이런 활동도 하지 않고 변신(?)을 바라는 건 도둑놈 심보다. 새로운 경험을 하려면 예전의 방식으로 해선 안 된다. 예전의 방식을 고집하고 싶다면, 그렇게 해서 지금까지 달라진 게 무엇인지 생각해보자. 만약 성공보다 실패의 추억이 많다면 잠시 자신의 방식은 접어두고 여기에서 제안하는 방식으로 해보자.

🍠 초심을 유지하면 살이 빠진다

다이어트에 성공하려는 사람은 '살을 빼기로 마음먹었을 때의 마음'을 항상 잊지 말아야 한다. 왜냐하면 대부분의 사람들이 그것을 못 해서 다이어트에 실패한다. "초심을 잃지 말자" 너무 당연한 말을 비법인 것처럼 하는 게 아니냐고 반문할지도 모르겠다.

그런데 초심을 유지하는 게 중요하다는 것을 아는 사람은 많지만, 그걸 실행하는 사람은 적다는 사실을 생각해보자. 몇 번을 이야기하지만, 행동하지 않고 알기만 하는 것은 현실에 아무런 변화를 일으키지 못한다. 단순히 아는 것만으로는 달라지는 게 없기 때문이다.

살을 빼려는 사람은 약간 느슨한 생활방식에 익숙하다. 그런 사람이 절제된 생활방식을 하려면 그 순간 스트레스를 받고, 부정적인 생각을 하게 된다. 그런데 처음에는 의지가 강해서, 번거로운 것도 잘 이겨낸다. 그런데 이게 오래 가지 않는다는 게 문제다.

올해 초로 돌아가 보자. 매해 신년이 되면 다들 올해는 어떤 일을 하겠다고 다짐한다. 그중에 영어 공부를 하겠다는 것도 있고, 살을 빼겠다는 것도 있다. 독자가 쓴 신년 계획표가 있다면 다시 한번 꺼내서 보자. 여름이 다가오고 있는 이 시점에 이룬 것이 몇 개나 있나? 아무 것도 없는 사람이 대부분일 것이다. 그렇더라도 너무 기죽지 말자. 사람들 대부분이 그럴 테니까…

2009년 한 일간지 설문조사에 의하면, 직장인 48%가 신년이 시작되고 11일이 지나면 신년 목표를 흐지부지 포기하게 된다고 한다. 많은 사람들이 얼마 지나지 않아 포기한다는 걸 보고 여러분은 어떤 생각이 드는가? '나만 이상한 게 아니구나' 라고만 이해하면 뭔가 조금 아쉽다. 이 경향을 뇌 과학과 연결지어 생각해 보자. "초심을 이야기하는데 뇌 과학까지?"라고 생각하는 독자도 있을 것이다. 하지만 인간의 행동패턴 하나만 알고 나면 초심 다지는 것을 훨씬 쉽게 느끼게 될 것이다.

인간이 새로운 활동에 익숙해지는 데 걸리는 시간은 최소 3주가 필요하다. 이 3주는 뇌 속에 새로운 것을 배울 때 그것을 담당할 신경이 발달하는 데 필요한 시간이다. 지금 자동차 운전에 익숙한 사람은 복잡한 시내를 다녀도 그렇게 긴장하지 않는다. 이미 복잡한 상황 대처에 필요한 연습시간을 채워서 뇌 속에 신경이 만들어져 있기 때문이다. 그런데 초보 운전자라면 어떨까? 주말에 차를 몰고 시내 나가는 것처럼 스트레스 받을 일도 없다. 익숙하지 않은 뇌신경으로 해야 할 것들이 많으니 불편할 수밖에 없다.

운전에 공감이 가지 않는 독자라면 각자 갖고 있는 취미를 떠올려 보자. 뜨개질, 야구, 재즈댄스, 발레, 디지털 사진 합성, 피아노, 드럼 등등 시작하고 처음 2주는 정말 재미없고 어렵다. 기초 동작만 반복하기 때문이다.

더구나 처음 3주 동안은 마음먹은 대로 되는 게 거의 없기 때문에 좌절감을 느끼기 쉽다. 그런데 3주가 지나면서 상황이 조금씩 달라지고 재미를 느끼기 시작한다. 이렇듯 우리 뇌는 새로운 것에 익숙해지는 데 약간의 시간이 필요하다.

자! 다시 앞에서 말한 통계를 보자. 신년 계획을 세운 후 11일이 지나면서 48%의 사람이 포기를 한다. 이제 사람들이 계획을 포기하는 이유를 알겠는가? 우리 뇌가 새로운 것을 익숙해질 수 있는 시간을 충분히 갖지 않았기 때문이다.

그렇다면 다이어트를 할 때 처음 3주를 어떻게 활용해야 할까? 처음 3주 동안은 자신이 하기 싫어도(사실은 하기 싫은 것도 아직 익숙하지 않아서 그런 것뿐이다) 더 열심히 체크할 필요가 있다. 긍정적으로 생각해서 3주만 참으면 행동에 관성이 생기니, 3주를 하나의 목표점으로 삼아도 괜찮지 않을까? "아싸~ 난 3주를 착실하게 소화했으니 다이어트에 성공할 확률이 높아졌다" 이렇게 말이다.

독자가 초기 3주를 잡을 수 있도록 장치를 하나 제공하겠다. 독자는 3주간의 다짐을 적고 매일 그것을 체크해보자. 그러면 위기의 상황을 현명하게 극복할 수 있을 것이다.

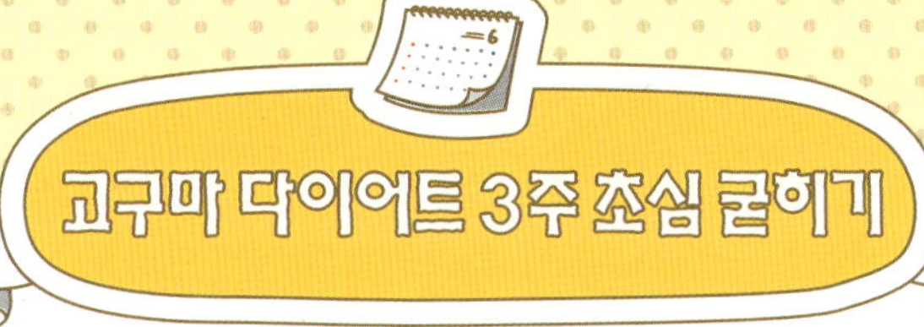

📝 나의 3주 다짐

____

____

____

✔️ Check! Check!

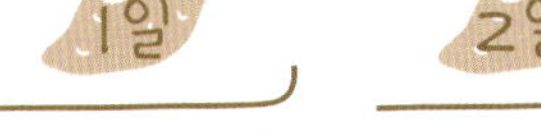

1일	2일	3일	4일

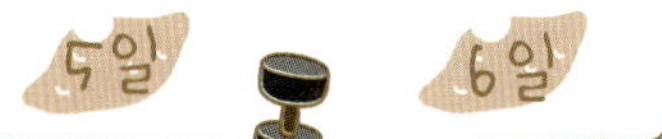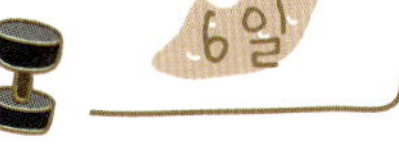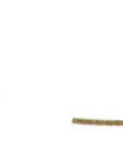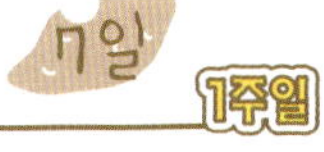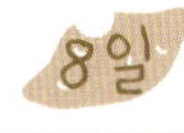

5일	6일	7일 1주일	8일

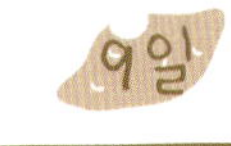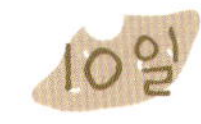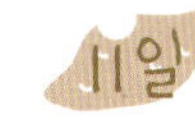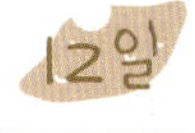

9일	10일	11일	12일

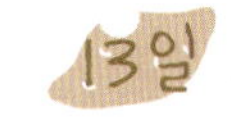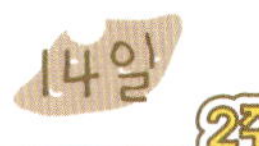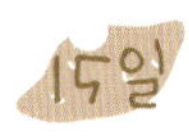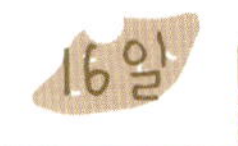

13일	14일 2주일	15일	16일

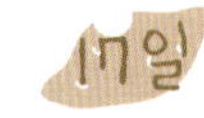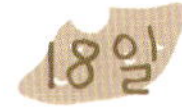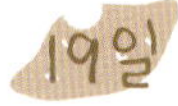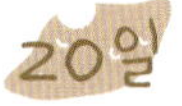

17일	18일	19일	20일

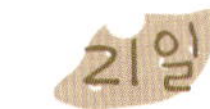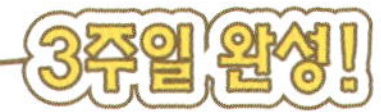

21일   3주일 완성!

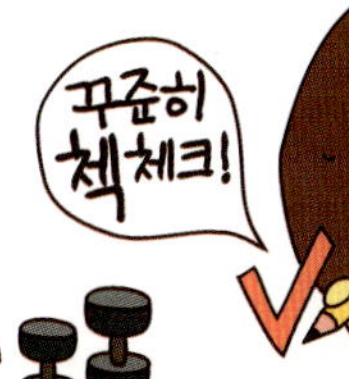
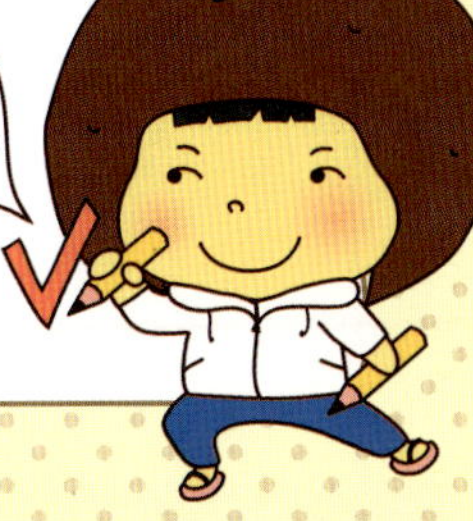

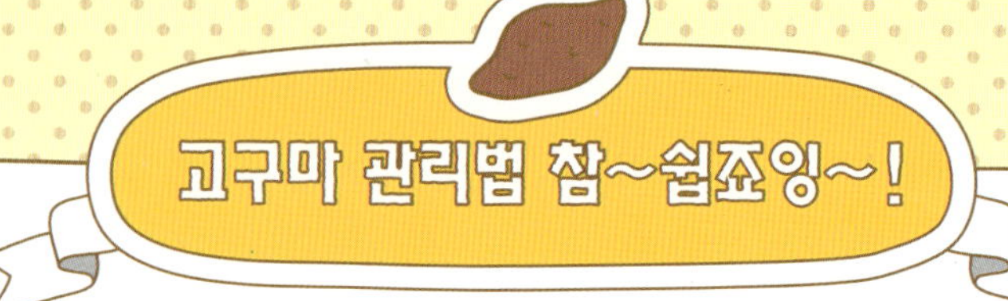

1. 좋은 고구마 고르는 방법

고구마는 모양이 곱고 매끈한 것이 좋다. 잔털이 많은 것도 있는데, 이런 고구마는 질긴 섬유질이 너무 많아 맛이 좋지 않다. 섬유질이 몸에 좋은 요소인 것은 틀림없지만, 다이어트는 맛있고 즐겁게 해야 오래 지속할 수 있다.

마른 땅에서 난 고구마가 훨씬 맛있고 영양도 많다. 습기가 묻어있는 고구마는 피하자. 고구마를 손으로 눌렀을 때 약간 물컹하거나, 껍질에 검은 반점이 있는 고구마도 피하자. 이런 고구마를 먹으면 쓴맛이 나고 불쾌하다.

껍질의 색상이 진한 것을 고르자. 색상이 진할수록 영양분이 많고 맛도 좋다.

2. 구입 후 보관방법

고구마는 13~15도 정도의 온도에 보관하는 것이 좋다. 직사광선이 들지 않는 장소에, 비닐봉투보다는 공기가 잘 통하는 종이상자에 보관하는 게 좋다. 고구마는 온도에 민감하기 때문에 얼지 않게 해야 오래 보관할 수 있다.

3. 고구마 맛있게 찌는 방법

접이식 스테인레스 채를 솥의 바닥에 깐다. 물에 채가 잠기지 않을 정도만 물을 붓고, 고구마를 잘 씻어 채에 넣는다. 처음에는 강한 불로 삶다가 약한 불로 바꿔 계속 삶는다. 젓가락으로 찔러서 쑥 들어가면 먹어도 된다.

나를 알면 살이 빠진다

이 세상에 나온 격언 중에서 가장 의미 있는 말은 뭐라 생각하는가? 사람마다 다르겠지만, 다이어트를 하는 동안이라면 소크라테스의 '너 자신을 알라'를 좌우명(?)으로 삼는 것이 좋다.

이것을 재테크에 비유해서 한번 설명해 보겠다. 월급을 조금 받아도 목돈을 차곡차곡 만드는 사람이 있는 반면, 연봉이 많아도 마이너스 인생에서 헐떡거리는 사람도 있다. 후자에 해당되는 사람들의 고민은 '왜 돈이 모이지 않는가?'인데, 돈을 모으려면 자신의 지출흐름부터 체크하는 게 좋다. 그러면 의외로 별로 중요하지 않다고 생각했던 부분에서 많은 돈이 새고 있다는 사실을 알게 된다.

가령 매일 값비싼 커피를 아침저녁으로 마신다든가, 오후에 먹을 간식을 이것저것 산다든가, 별로 필요하지 않은 물건을 습관적으로 구매를 한다든가 등등 지출의 흐름을 기록으로 정리하면 일정한 소비 패턴이 나타난다. 아마 이걸 처음해보는 사람은 깜짝 놀라게 될 것이다. 의식하지 못했던 문제점이 적나라하게 드러나기 때문이다. 이렇게 지출흐름을 정리하면 문제점이 보이고, 해결책도 자연스럽게 나타난다.

다이어트의 시작도 이와 같다. 우선 자신을 아는 것부터 시작해야 한다. 1주일 정도만 자신이 먹는 음식과 휴식의 패턴을 체크해보면, 문제점을 바로 알 수 있고 또 개선해야 할 게 뭔지 스스로 알 수 있다. 자신이 습관적으로 반복하는 행동은 의식하지 못하는 경우가 많아서 뭐가 잘못됐는지 잘 모른다. 다이어트 할 때 남성들이 자주 실수하는 행동 패턴을 한번 보자.

　많은 남성들이 살을 빼야겠다고 생각하면 운동부터 시작한다. 피트니스 센터에 등록하고 수영도 함께 다닌다. 그런데 살은 잘 빠지지 않는다. 왜일까?

　이런 사람들은 대체로 식생활은 전혀 통제하지 않으면서 운동만 열심히 하는 사람일 가능성이 높다. 운동을 끝내고 딸기 쨈과 버터를 듬뿍 바른 샌드위치와 야쿠르트를 먹는 게 그렇게 좋단다. “운동 열심히 했으니까 이것 정도는 먹어도 괜찮겠지”라고 생각하는 것이다. 그런데 운동을 열심히 해도 이런 식습관이 있으면 살은 안 빠진다. 단당류와 포화지방으로 이뤄진 음식을 먹으면 배에 표시가 나는 게 당연한 거다. 체육관이 쉬는 날엔 치킨에 콜라 먹는 취미가 있다는데 정말 자신이 무엇을 잘못하고 있는지 몰라도 너무 모른다.

　그래서 다이어트 효과를 높이려면 우선 자신에 대해 자세하게 알아야 한다. 특히 자신의 나쁜 습관을 제대로 잡지 않으면 실패할 가능성이 높다. 자신이 평소에 좋아하는 음식이 어떤 것인지, 무엇을 많이 먹는지, 살찌는 음식은 어떤 걸 자주 먹는지 구체적으로 알아야 한다. 다른 것은 하나도 변하지 않으면서 운동만 한다고 살이 빠질 거라고 생각하는 것은 착각이다. 힘들게 운동하고 아무거나 먹는 남자들의 행동이 어리석어 보이겠지만, 주변에 이런 사람 널리고 널렸다. 자신의 실수에 절대로 관대해선 안 된다.

　살을 제대로 빼고 싶다면, 아침·점심·저녁 식사로 무엇을 먹었는지, 얼마나 먹었는지, 간식은 무엇을 먹는지 등등 눈에 보이게 한번 기록해 보자.

오늘 뭐 먹었게? 체크리스트

☐ 년 ☐ 월 ☐ 일 ☐ 요일

✔ Check!	식사종류	반찬	기타
아침			
점심			
저녁			
간식			

수면시간	
배변	
물	
몸컨디션	

느낀점

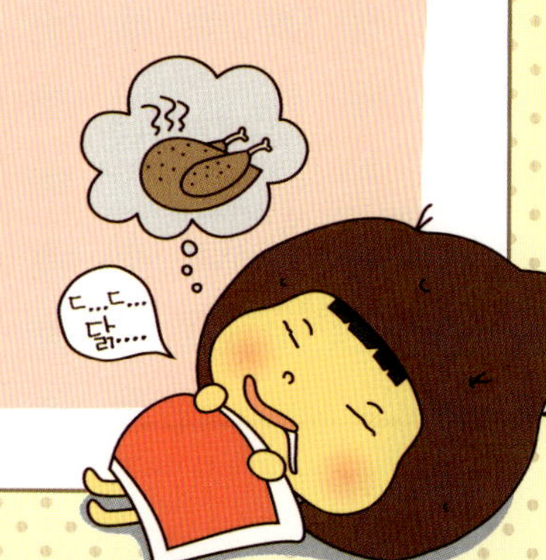

다이어트 공부하면 살이 빠진다

제목에 다이어트 공부가 들어 있는 만큼 문제 하나 낼 테니 한번 맞혀보자.

다음 사람들의 공통점이 무엇인가?

거스 히딩크 감독, 빌 게이츠, 워렌 버핏, 이건희, 박지성, 이승엽, 박찬호, 비, 배용준, 빅뱅, 죽을병에 걸렸지만 이를 이긴 사람, 주식으로 20억 날려먹고 결국 300억 벌은 사람, 다이어트에 성공한 사람 등등

정답이 너무 뻔하게 보인다. 모두 자기 분야에서 최고가 되기 위해 열심히 공부한 사람들이다. 히딩크 감독은 직업의 특성상 세계 여러 나라를 돌아다닌다. 그럴 때마다 여행가방 하나에 책 수십여 권을 넣고 다닐 정도로 자기계발에 열정적이다. 감독으로서 그런 노력이 있기 때문에 지도하는 나라가 바뀌고 축구 클럽 팀이 바뀌어도 히딩크는 계속 마술 같은 용병술을 부릴 수 있다.

다이어트도 똑같다. 군살이 하나도 없는 사람일수록 다이어트 정보를 자세하게 알고 있다. 예전에 탤런트 H씨의 다이어트 인터뷰를 본 적이 있는데, 다이어트를 향한 그녀의 열정도 정말 대단했다. 닮고 싶은 복부 1위로 뽑힌 그녀의 몸매라면 더 이상 노력이 필요 없을 것 같은데, 누구보다 식이요법을 잘 알았고 운동도 열심이었다.

그런데 일반 여성들이 다이어트 할 땐 어떤가? 다이어트를 한다면 일단 굶고 본다. 몸에 필요한 영양분이 뭔지 관심 없고 우선 체중계 바늘만 줄어들면 된다고 생각한다. 안 먹고 버티다가 한 끼 먹으니, 당연히 왕창 먹는다. 이러다

죄책감에 빠지면 밥 대신 과일만 열심히 먹는다. 과연 과일은 살이 찌지 않을까? 천만의 말씀! 과일에 들어 있는 당은 대부분 포도당, 과당 등의 단순당이기 때문에 많이 먹으면 당연히 살이 찐다.

또 술은 어떤가? 회사에 열 받는다며 술 마시고 기름진 음식 먹는 것으로 스트레스를 푸는 사람들도 많다. "다이어트는 일단 내일부터! 오늘은 먼저 스트레스 좀 풀어야겠어"라고 말하며, 소주를 마시며 기름진 갈비를 뜯는다. 물론 소주 한 잔 정도 마시는 거면 별 문제 없다. 한잔에 90kcal 정도밖에 나가지 않으니까…. 그런데 한 잔 마시고 그만 둘 수 없는 게 술 아닌가? 서너 잔 들이마시면 벌써 밥 한 공기 뚝딱 해치운 것과 다르지 않다.

이렇듯 다이어트에 플러스되는 정보가 무엇인지, 마이너스가 되는 정보가 무엇인지 잘 알지 못하기 때문에 다이어트에 실패하는 사람들이 많다. 이 책의 2장을 읽은 사람이라면 단순당과 복합당이 몸에서 어떻게 작용하는지 알 것이다. 그것 하나만 알아도 평소 즐겨 먹던 나쁜 음식을 줄일 수 있고, 몸에 플러스가 되는 선택을 할 수 있다.

더 자세한 다이어트 정보와 몸의 메커니즘이 궁금하다면 《신진대사를 알면 병 없이 산다》를 참고하기 바란다. 이 책은 40~50대 이상의 사람들을 위한 건강서인데, 몸의 메커니즘에 대해 매우 자세하게 설명하고 있어 다이어트에 도움이 많이 된다.

지방을 먹으면 살이 빠진다

살찐 사람들에게 공공의 적이 있다면 아마도 지방일 것이다. 그런데 지방도 현명하게 먹으면 살이 빠진다는 사실은 모른다. "에이~ 말도 안돼"라고 생각하는 것도 무리는 아니다. 하지만 정말 지방을 제대로 먹으면 살이 빠지고 몸도 건강해 진다.

탄수화물이라고 다 같은 게 아닌 것처럼 지방도 다 같지 않다. 살을 찌게 만드는 지방이 있는 반면에, 몇몇 지방은 건강에 좋고 살도 빠지게 한다. 지방이 우리 식단에서 저평가 되고 있는 이유는 바로 우리 몸을 망치는 지방이 주변에 널려 있기 때문이다.

오메가-3처럼 좋은 지방을 먹으면 우리 몸의 유전자와 살이 빠지는 정보를 주고받는다. 하지만 몸에 나쁜 지방은 그 반대 행동을 한다. 나쁜 지방은 지방을 태우려는 유전자의 작동을 중단시켜 살 빠지는 걸 어렵게 만든다. 그런데 좋은 지방은 신진대사를 빠르게 하고 인슐린이 조금만 변해도 민감하게 반응할 수 있도록 유전자와 정보를 주고받는다.

앞서 우리는 인슐린 저항성에 대해 살펴봤다. 인슐린이 급격하게 오르내리면 감각적으로 둔해져서 당분을 처리할 때 더 많은 양이 필요해지는 현상을 말한다. 그런데 인슐린에 몸이 민감하게 반응하면 당분을 효율적으로 처리할 수 있기 때문에 몸에 부작용을 줄인다.

자주 먹으면 살이 빠진다

직접 하는게 어려워서 그렇지 자주 먹으면 살이 빠진다. 그 이유는 앞서 언급했으니 기억나지 않는 사람은 2장을 다시 읽어보자.

사실 자주 먹는 것은 어떤 음식을 먹을 것인가 만큼이나 중요하다. 매일 비슷한 시간에 규칙적으로 식사를 하면, 몸은 그 시간에 에너지가 생긴다는 것을 기억하기 때문에 굶주림을 대비해 에너지를 저장해야 한다고 느끼지 않는다. 또 자주 먹게 되면 점점 더 적게 먹게 되고 에너지를 저장할 필요가 없기 때문에 지방을 많이 태울 수 있다. 그러면 자연스럽게 콜레스테롤과 인슐린 수치도 낮아진다.

하루에 여섯 끼를 먹게 될 때 가장 중요한 식사는 무엇일까? 이미 말한 것처럼 아침식사를 해야 몸이 건강해지고 살이 빠진다. 많은 사람들이 아침을 굶으면 전체 칼로리 섭취량이 줄어 살이 빠질 거라 생각한다. 하지만 우리 몸의 메커니즘은 그 반대로 작용해서 살이 찐다.

그리고 아침식사를 하면 아침을 안 먹는 사람들보다 칼로리 섭취량도 적다는 통계가 있다. 달리말해 같은 양의 식사를 하더라도 오후에 먹으면 식사 만족도가 상대적으로 적어 그 만큼 음식을 더 먹게 된다는 말이다.

그렇다면 세 끼 식사 중간에 세 번의 간식은 어떻게 채워야 할까? 야채, 과일, 콩, 견과류처럼 영양가는 높지만 칼로리는 낮은 음식을 먹는 게 좋다. 만약 도넛이나 설탕이 포함된 음식을 먹으면 더 많이 먹게 된다.

여섯 번의 식사를 하더라도 자기 전에는 절대로 먹어선 안 된다. 앞서 살펴본 것처럼 먹고 자면 당이 바로 지방으로 저장될 가능성이 높기 때문에 몸에 좋지 않다. 이런 현상을 방지하기 위해 식사를 하고 2~3시간 동안은 잠자리에 들지 않아야 한다.

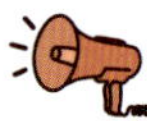 **Tip : 피해야 할 음식성분 리스트**

경화유, 부분적으로 경화된 지방, 정제된 식물성 지방(옥수수유, 대두유, 홍화씨유), 사탕수수 설탕, 흑설탕, 인공감미료, 고과당 콘시럽, 밀가루, 정제된 곡물(흰 쌀밥), 정크푸드, 패스트푸드, 가공식품, 포도 주스 및 과일 농축액

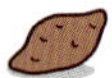 운동하면 쉴 때도 살이 빠진다

앞서 탄수화물을 적게 먹으면 몸이 고장 난다고 이야기했다. 쉽게 에너지로 바꿀 수 있는 탄수화물을 적게 먹으면 우리 몸은 부족한 에너지를 보충하기 위해 단백질을 분해해서 땔감으로 사용한다. 여기서 단백질이란 다른 게 아니라 바로 근육이다.

그런데 정말 아이러니한 것은 근육이야말로 우리 몸에 쌓여 있는 지방을 없앨 수 있는 가장 효과적인 도구라는 사실이다. 달리 말해 근육이 줄어 체중이 줄었다고 좋아하는 것은 완전 바보짓이다.

탄수화물을 적게 먹어버릇하면 나중에 폭식을 하게 된다. 그러면 몸에 넘쳐나는 에너지원을 써야 하는데, 에너지를 태우는 근육이 줄어든 상태라 남는 것은 지방으로 저장된다. 그래서 탄수화물을 적게 먹어 근육이 줄어들면 나중에

요요현상을 겪게 된다. 탄수화물을 적게 먹어 잠깐 살이 빠지더라도, 시간이 지나면 3~4kg은 덤으로 더 찌게 된다.

운동하면 살이 빠진다는 사실은 누구나 다 안다. 그게 쉽게 되지 않다보니 다이어트에 성공하는 사람이 적은 건데, 그럼에도 운동을 해야 몸과 마음이 균형을 찾아 건강해진다.

운동을 하면 좋은 이유는 여러 가지가 있다. 우선 몸을 움직이면 복잡했던 머리가 개운해진다. 주변을 보면 가끔 108배나 3,000배 절을 한다는 사람이 있다. 이렇게 몸을 움직이면 복잡했던 머릿속이 개운해져서 좋다고 한다.

몸을 계속 반복해서 움직이면 생각이 정리되는 경험을 하게 된다. 생각이 정리되면 마음이 편해지고 그동안 골치 아팠던 문제의 실마리도 풀린다. 종교적인 관점을 떠나서 이런 신체활동은 상당히 권장할만하다.

그런데 단순한 동작을 반복하는 것은 재미가 없어서 못 하겠다는 사람들이 의외로 많다. 그래서 피트니스 센터는 다니고 싶지 않다고 말한다. 무거운 걸

Tip : 운동을 하면 좋은 이유

운동은 기분을 북돋고 스트레스를 줄인다.
운동은 칼로리를 소모한다.
운동은 근육을 보존한다.
운동은 자신감을 키운다.
운동은 강한 체력을 만들어 준다.
운동은 건강을 보호하고 질병을 예방한다.

들었다 내려놓는 행위에서 그 어떤 재미도 발견하지 못한다는 것이다.

이런 사람은 우선 마음속에 운동에 대한 부정적인 인식부터 바꿔야 한다. 사실 이런 말은 핑계에 지나지 않는데, 이런 핑계를 댈 거면 차라리 솔직하게 그냥 운동이 귀찮고 싫다고 말하자. 그리고 고구마 다이어트만이라도 열심히 하자.

또 여성이 웨이트 트레이닝을 하면 몸집이 남자처럼 커지는 게 아니냐고 잘못 알고 있는 사람도 있다. 하지만 사실은 그 반대다. 여성이 웨이트 트레이닝을 하면 날씬하고 균형 잡힌 몸매를 갖추게 된다. 이렇게 오해하게 된 것은 남자보다 훨씬 부피가 큰 근육을 가진 여성 보디빌더 사진을 봤기 때문일까? 그런데 그런 사람은 정말 특수한 경우지 일반적이지 않다.

피트니스 콘테스트에 참가하는 여성들의 몸을 보면 명확하게 알 수 있다. 그들이 일상적인 옷을 입고 있는 모습을 본 적 있는가? 그 몸매는 정확하게 다이어트 하는 여성이 바라는 날씬하고 탄력 있는 모습과 일치한다. 근육 부피가 부담스럽게 크고 징그러운 여성의 몸이 절대 아니다.

"나는 운동하는 게 귀찮아", "잠깐 걷는 게 무슨 소용 있겠어?", "너무 바빠서 운동할 여유도 없어", "운동이 나에겐 안 맞더라" 이렇게 부정적으로 생각하지 말자. 이런 생각이 드는 사람의 마음 속에는 절대로 바꾸고 싶지 않다는 고집이 자리를 잡고 있다. 이러면 다이어트에 절대로 성공할 수 없다.

부정적인 생각이 들 때면 이렇게 생각해보자. "운동이 쉽진 않지만 나는 운동의 어려운 점을 크게 부풀려서 생각하고 있는 것 같아", "5분밖에 못 걸어도 안 걷는 것보단 나아", "운동은 건강하게 살기위한 기본 활동이야. 선택사항이 아니야" 같은 상황이라도 이렇게 긍정적으로 해석하면 운동을 접할 때의 피로도가 확 줄어든다.

이왕이면 피트니스 센터나 수영, 요가 센터에 등록을 해서 체계적인 운동을 하는 것이 좋다. 만약 여건상 계획된 운동을 할 수 없는 상황이라면, 계단을 이용하거나 걷기를 많이 하는 등 생활 속 운동을 습관화하자.

📝 내가 하고 싶은 운동 & 내가 그 운동을 하면 좋은 이유

내가 하고 싶은 운동은 ________________________ 이다.

운동을 하면 좋은 이유 :

🍠 스트레스를 줄이면 살이 빠진다

우리는 이제 스트레스만 받아도 살이 찐다는 내용을 알고 있다. 스트레스가 지속되면 정상적인 생활주기나 호르몬 균형이 깨진다. 그러면 우리 몸은 기력을 소진해버리게 된다.

일반적으로 코티졸 수치는 아침에 일어날 때 올라 식욕을 돋운다. 반면에 밤이 되면 코티졸 수치는 떨어지고 수면과 몸의 회복을 돕는 성장호르몬과 생체리듬 호르몬 수치가 올라간다. 그런데 스트레스를 받으면 이런 리듬이 깨져 체중 증가로 이어진다.

그러면 반대로 긍정적인 생각을 하면 어떨까? 스트레스 반응을 일으키는 게 교감신경의 작용이라면, 부교감신경은 반대의 작용을 한다. 편안함을 느끼면 몸무게 증가를 일으키는 유전자의 작동이 멈추고 신진대사가 빨라진다. 그러면 지방연소가 늘어난다. 자연스럽게 인슐린의 민감성도 좋아지고 결과적으로 살이 빠진다.

그렇다면 스트레스를 줄이려면 어떻게 해야 할까? 선천적으로 느긋한 성격이 아니라도 조금만 노력하면 충분히 스트레스를 줄일 수 있다. 다음에 여러 가지 방법을 제시할 테니 그 중에서 자신에게 맞는 방법을 선택해보자.

긍정적인 생각 선택하기

이 세상을 보는 기준은 두 가지가 있다. 하나는 긍정적인 관점이고 다른 하나는 부정적인 관점이다. 자신이 어떤 관점을 갖고 있느냐에 따라 우리가 살아가는 세상은 완전히 다른 곳이 된다.

원래 우리 주변에 벌어지는 사건은 그냥 하나의 현상일 뿐이다. 무슨 말이냐 하면 '갑자기 주말에 출장 갈 일이 있다', '동생이 밥 먹고 설거지를 하지 않았다', '남자친구가 바쁘다며 약속을 취소했다' 이런 일이 벌어지더라도 어떤 의도나 감정이 섞여 있는 게 아니라는 말이다. (고의성을 갖고 벌어지는 사건은 논외로 하자. 그것은 기분 나쁜 게 맞으니까.)

그런데 우리는 그냥 일어난 사건에 감정을 싣는다. 출장을 갈 일이 생겼으면, '어쩔 수 없겠지만 다녀와야겠구나' 라고 받아들이면 그만인데, '아 주말에 친구랑 놀러가기로 했는데 짜증나게 출장질이야' 라며 온갖 부정적인 생각이 함께 떠오른다. 이렇게 되면 자신의 부정적인 생각만으로도 혈관에 아드레날린이 치솟게 되어 세상에서 가장 불행한 사람이 된다.

여기서 놓치지 말아야 하는 것은, 이미 벌어진 현상에 우리가 아무리 부정적인 생각을 싣는다 하더라도 사건 자체가 달라지지는 않는다는 사실이다. 그렇기 때문에 부정적인 생각만큼 쓸모없으면서 몸과 영혼을 축내는 게 없다고 말하는 것이다.

'동생이 밥을 먹고 설거지를 하지 않았다' 라는 사건이 벌어졌다고 하자. "이 세상에 하나밖에 없는 내 동생이 웬일로 설거지를 안 했을까? 예쁜 동생을 위해 내가 수고하지 뭐"라고 생각하는 것과 "이런 썩을 것을 봤나. 들어오면 죽음이야"라고 생각하는 것은 신체가 반응하는 근본부터 다르다.

부정적인 생각은 자기 자신을 힘들게 하지만 긍정적인 생각은 남을 돕는다고 생각하기 때문에 항상 즐거울 수밖에 없다. 하나의 현상을 놓고 천국이 될지 지옥이 될지 결정하는 것은 결국 자기 자신이다.

다이어트도 마찬가지다. 익숙하지 않은 일을 처음 하게 되면 온갖 부정적인 생각이 머릿속에 떠오른다. 그런데 익숙해지려면 최소 3주의 시간이 필요하다. 결국 그 3주가 지옥이 될 것인지 천국이 될 것인지는 자신이 어떤 생각을 선택하느냐에 달려 있다.

긍정적인 사고방식을 가진 사람은 선택의 순간에 별다른 스트레스를 받지 않는다. 항상 긍정적이고 즐겁기 때문에 스트레스를 받을 이유가 없다. 하지만 부정적인 사람은 선택의 순간부터 스트레스를 많이 받는다. 부정적인 생각이 머릿속에 계속 떠오르기 때문이다.

만약 독자가 부정적 성향이 있다면 어떻게 해야 할까? 짜증이 나거나 화가 날 때, 그 원인이 무엇인지 정확하게 생각해야 한다. 짜증이 난다 싶으면 그때 바로 "원인이 뭐지?"라고 스스로에게 묻는 것이다.

당연히 처음에는 잘 안 된다. 이것 역시 앞에서 살펴봤던 것처럼, 버릇을 들이려면 최소 3주의 시간이 필요하다. 그런데 원인이 뭔지 차분하게 생각하면 아드레날린이 치솟아 광분하게 되는 불상사를 막을 수 있다. 흔히 '욱 한다'고 말하는데, 갑자기 치솟는 화를 컨트롤하면 몸도 마음도 스트레스에서 자유롭게 된다.

살 빼려고 달리기를 하기로 했는데 귀찮고 짜증이 난다고 하자. 그러면 많은 사람들이 짜증나는 원인을 다른 데에서 찾는다. '사장이 제정신이 아니라 그렇다', '친구가 약속을 깨서 그렇다' 그러면서 짜증을 푹푹 내버린다. 그리고 오늘은 쉬어야겠다고 엉뚱한 결정을 내려버린다. 그러고 나면 짜증도 온데 간데 사라지고 없다.

하지만 제대로 원인을 찾으면 더 좋은 결과를 이끌 수 있다. "내가 달리기가 익숙해지지 않아서 하기 싫은 감정이 들었구나. 3주만 지나면 이것도 익숙해질 테니 조금만 버티자. 앞으로 1주일 남았네" 이렇게 원인을 제대로 진단하면 하기 싫어도 달리기를 할 수 있다.

어떤 선택이 훨씬 생산적이겠는가? 짜증이 치솟을 때면 마음을 가다듬고 원인이 뭔지 한번 생각해보자.

감사 노트 쓰기

시대가 바뀌어도 바뀌지 않을 진리가 있다면 무엇일까? 다이어트의 관점에선 '원래 인간이란 존재는 불평이 많다'는 게 진리인 것 같다. 인간은 자신이 갖고 있는 것보다 갖고 있지 않은 것에 박탈감을 느끼고 스트레스를 받는다.

고급 승용차를 타는 젊은 친구를 보면서…, 나보다 못하다 생각했던 친구가 멋진 남자랑 결혼할 때…, 나보다 못난 친구가 승진 더 빨리 할 때…. 갑자기 짜증이 나면서 뒷목 잡고 싶어진다. 그런데 뒷목을 잡고 짜증을 내도 사실 달라질 일은 없다. 그만큼 내 몸과 영혼만 오염될 뿐이다.

그렇다면 이런 현상을 어떻게 극복할까? 생뚱맞지만 종이를 한 장 꺼내서 내가 가진 것 중에서 감사할 것들을 하나씩 찾아서 써보자. 내가 가진 것을 너무 당연하게 생각하면 처음에는 하나도 쓸 게 생각나지 않는다. 하지만 조금 더 세부적인 관점으로 보면 이 세상엔 감사할 일이 정말 널리고 널렸다.

몸이 멀쩡한 건 정말 감사할 일이다. 그리고 몸 안에 신경을 비롯한 오장육부 기능이 정상적이란 것도 정말 감사할 일이다. 부모님이 건강하신 것도 정말 감사할 일이고, 어떤 상황이 되어도 나를 믿어주는 애인이 있다는 것은 정말 감사할 일이다. 방금 말한 것 중에서 당연한 것은 하나도 없다. 독자도 자신의 상황에서 감사할 수 있는 것들을 한번 종이 위에 써보라.

감사는 긍정적인 형태의 에너지다. 감사의 힘을 느끼고 싶다면 그 대상을 찾아내야 한다. 그냥 멍 때리고 있으면 절대 보이지 않는다. 힘든 일이 아니라 좋은 일에 집중함으로써 감사하는 마음을 가질 수 있고 그러면 부정적인 에너지도 긍정적으로 바꿀 수 있다.

많은 사람들이 자기 인생에서 성공한 90%가 아니라 실패한 10%에 몰두하고 있는데, 이것처럼 소모적인 일도 없다. 하루를 시작하기 전에, 약 5분 정도만 감사할 일을 찾아서 써보자. 그리고 주변 사람에게 감사할 일을 찾아 메모지에 감사하다는 말을 적어 전해보자. 그러면 그날 하루는 시작부터 기분이 다를 것이다. 나중에 분명히 "감사 리스트를 적기 시작한 건 정말 감사할 일이야"라는 말을 하게 될 것이다.

감사 리스트 적어보기

복식호흡하기

허리를 곧게 세우고 편한 자세로 앉는다. 눈을 감고 손을 아랫배에 올린다. 3~4초 동안 코로 숨을 천천히 들이마시면서 배가 팽팽해지는 것을 느껴보자.

숨을 들이 마시거든 반대로 입으로 천천히 숨을 내쉰다. 이때 5~6초 정도로 내쉰다. 마셨던 공기를 뱉어 내면 배는 다시 들어간다.

가슴으로 숨 쉬는 것에 익숙한 사람들은 배로 호흡할 때 반대로 하는 경향이 있다. 복식호흡을 할 때는 숨을 들이 마실 때 배가 볼록 나와야 하고, 내쉴 때 들어가야 한다.

숨을 깊게 쉬면 긴장이 풀린다. 우리가 긴장하면 숨이 점점 짧아지는데, 이때 교감신경이 우리의 호흡을 통제한다. 앞서 살펴본 것처럼 교감신경은 스트레스가 일어날 때 반응을 주로 담당하기 때문에 몸도 긴장을 하게 되어 있다.

하지만 숨을 천천히 깊게 쉬면 부교감 신경이 활성화 되어 몸도 이완을 하게 된다. 그리고 복식호흡을 하면 숨을 짧게 여러 번 쉬는 것보다 뇌에 산소공급을 훨씬 원활히 해서 머리도 맑아진다. 몸이 긴장 될 때 호흡만 크고 천천히 깊게 해도 긴장을 푸는 데 상당한 도움이 된다. 평소 인간이 어떻게 숨을 쉬느냐에 따라 자율신경계가 반응한다는 것은 신기한 일이다.

복식호흡을 하면 몸이 이완하는 것 말고도 다이어트에 도움이 된다. 복식호흡을 하면 가슴으로 숨을 쉬는 것보다 몸에서 사용하는 근육이 훨씬 많다. 간혹 복식호흡이 아름다운 복근의 비결이라 밝히는 연예인이 있다. 그 말이 사실인지는 모르겠지만, 복식호흡이 일반호흡보다 칼로리 소모에 월등히 뛰어나다는 것은 분명한 사실이다. 다이어트를 위해서라도 하루에 10분씩이라도 복식호흡을 해보자. 다시 한번 말하지만 복식호흡은 천천히 숨을 들이마셨다가 내쉬는 게 핵심이다.

사우나

사우나가 스트레스를 감소시키고 흐트러진 자율신경계의 균형을 맞춰준다는 것은 이미 검증된 사실이다. 스트레스가 많은 환경에서 일을 하다보면 몸의 자율신경계가 교감신경 쪽으로 치우치게 되는데 사우나는 자율신경계의 밸런스를 찾아준다.

사우나를 하면 노폐물이 땀으로 몸 밖으로 빠져나가고, 혈액순환도 좋아져 몸의 해독작용을 향상시킨다. 다음은 사우나를 할 때 참고 사항이다.

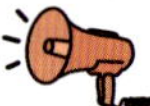 **Tip : 사우나 현명하게 하기**

처음에는 2~3분 정도로 가볍게 시작한다.
무식하게 오래 있지 말자.
일정 시간을 채우면 몸을 식히거나 찬물로 샤워를 하자.
사우나를 하는 동안 물을 충분히 마시자.
땀으로 빠져나가는 미네랄 성분을 보충하기 위해 복합미네랄 보충제를 먹자.
만성질환 환자라면 의사와 상담하라.

현명하게 먹자

만성적인 스트레스 해소에 음식만큼 보탬이 되는 것도 없다. 그런데 음식이라도 모두 몸에 좋은 게 아니니까 현명하게 선택해서 먹을 필요가 있다.

스트레스를 풀려면 정제된 당분이나 탄수화물을 줄이고, 오메가-3 지방과 섬유질, 다양한 비타민B, 아연, 비타민C 등을 먹는 것이 좋다. 스트레스는 몸의 산화반응을 일으키기 때문에 비타민E, 비타민C, 코엔자임Q10, 리포산 같은 항산화성분을 먹는 것도 도움이 된다.

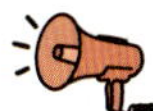 **Tip : 현명한 음식 리스트**

먹어야 할 음식

몸에 좋은 지방산과 오메가-3가 풍부한 연어, 넙치

찬 물에 사는 청어, 정어리, 조개

혈당부하가 낮은 렌즈콩, 병아리콩, 대두

안토시아닌과 폴리페놀이 풍부한 딸기, 오렌지, 고구마

해독작용이 좋은 녹차, 마늘, 코코아

혈압과 콜레스테롤을 낮추는 마늘과 양파

피해야 할 음식

정크푸드

정제된 밀가루나 백설탕이 들어있는 음식

고과당 콘시럽

가공된 과일주스

경화지방, 부분적으로 경화된 지방(과자류)

정제유(옥수수유, 해바라기유, 땅콩기름)

카페인(커피는 하루 반잔까지 괜찮다)

종이 위에 쓰면 살이 빠진다

종이 위에 쓰면 기적이 이루어진다는 말을 들어본 적 있는가? 자신이 간절히 바라는 것을 종이에 써서 간직하면 결국 그것을 이룰 수 있다고 한다. 거짓말 같다고 느낄지 모르겠는데 다음 사례를 보자.

영화배우 짐 캐리는 배우가 되겠다는 꿈을 품고 미국에 왔다. 하지만 무명시절 너무 가난해서 집도 없이 생활해야 했다. 가난한 상황이 개선되지 않자 뭔가 계기를 만들어야겠다고 생각했다. 그는 수표책을 꺼내 출연료라고 적고 1천만 달러 금액을 적어 지갑에 넣고 다녔다. 스스로라도 1천만 달러의 출연료를 받는 배우라 위안하기 위해서였다. 그는 이 수표를 5년 동안 지갑에 넣고 다녔다.

정확히 5년 뒤 짐 캐리는 덤앤더머(dumb & dumber)와 배트맨(batman)에 출연해서 1700만 달러의 출연료를 받았다. 그 후 그의 인기는 점점 더 올라가 영화 한 편당 2천만 달러의 출연료를 받게 됐다. 스스로에게 지급한 1천만 달러짜리 가짜 수표가 짐 캐리에게 무의식적인 암시를 했기 때문이 아닐까? 독자는 이것을 우연이라고 생각할지 모르지만, 이런 사례는 정말 많이 있다.

기록은 무의식을 움직인다

성공적인 다이어트를 위한다며 여러 가지 쓰게 했는데 아마 다수의 독자들이 귀찮게 생각했을 것이다. 그런데 귀찮다는 생각의 이면을 잘 살펴보라. 그 안에는 변하기 싫다는 부정적인 생각이 단단하게 자리 잡고 있다는 것을 인정하게 될 것이다.

직접 종이에 쓰는 것은 심리적으로 위안을 주는 효과 말고, 뇌 과학과 연결되어 있다. 뇌에는 망상활성화 시스템이라는 것이 있어서 중요한 것은 뇌의 활성화된 부위에 전송하고, 급하지 않은 것은 잠재의식 속으로 전송한다. 망상활성화 시스템은 뇌를 순식간에 각성상태로 만들기도 하는데, 한밤중에 아이가 울면 아무리 깊은 잠에 빠져 있던 부모라도 눈이 번쩍 떠지는 것은 이 때문이다. 하지만 귀뚜라미 소리나, 개가 짖는 소리처럼 중요하지 않은 것에는 좀처럼 반응하지 않는다.

대화하는 중에도 이런 시스템이 작동한다. 상대방이 말을 한다고 처음부터 끝까지 집중해서 듣지 않는다. 뇌는 대화 내용을 주제별로 분류하고 중요한 것과 중요하지 않은 것을 분류해서 기억한다. 필요한 것에 더 집중하게 된다.

종이 위에 우리가 원하는 것을 쓰면, 이런 과정이 더 섬세하게 일어난다. 즉 평소 자신이 바라는 것에 더 민감하게 반응하고, 결과적으로 자신의 바람이 현실로 나타나도록 행동하게 된다는 말이다.

비유를 하자면, 희망을 종위 위에 적는 것은 적외선 카메라로 사냥감을 보는 것과 같다. 육안으로 보면 구분되지 않는 사냥감도 적외선 카메라로 보면 또렷하게 보인다. 원하는 것을 더 구체적으로 볼 수 있으니, 당연히 사냥에 성공할 가능성이 높아질 수밖에 없다.

일단 원하는 것을 종이 위에 기록하고 나면 뇌는 무의식적으로 원하는 것을 얻도록 움직인다. 뇌는 잠 자는 시간에도 이런 활동을 멈추지 않는다. 간혹 아이디어를 내야 하는데 하루 종일 고민해도 해결되지 않을 때가 있다. 그런데 거짓말처럼 자고 일어났는데, 갑자기 머릿속에 해결책이 떠오를 때가 있다. 자는 동안 뇌가 쉬지 않고 활동했기 때문에 이런 결과가 나타난 것이다.

다이어트를 하는 사람이라면 종이 위에 적을 내용이 뚜렷해서 좋다. 많은 사람들이 자신이 원하는 게 뭔지 몰라서 종이 위에 무엇을 적어야 하는지 고민한다. 하지만 다이어트를 하는 사람이라면 그런 고민은 필요 없다. 물리적인 범위 내에서 자신이 원하는 만큼 체중감량을 적으면 될 테니까.

이제는 종이 위에 적고 체크하고 쓰고 하는 활동이 왜 필요한지 알았을 것이다.

그런데 누누이 말했던 것처럼 아는 것은 별로 의미가 없다. 직접 자신이 행동으로 증명하는 것만이 자신이 원하는 것을 가져다 줄 수 있다. 89페이지에 나와 있는 다이어트 체크리스트를 활용해서 성공적인 다이어트 체험자가 되어 보자.

고구마 다이어트는 하루 한 끼만 고구마 식사를 하면 된다. 정말 간단하다. 그런데 갑자기 3장에 들어오면서 이것저것 시키는 게 많아졌다. 복식호흡도 하라 그리고 자신이 어떤 것을 먹는지 알기 위해 식단체크도 하라 그런다. 또 운동도 하라하고 생각도 긍정적으로 하라한다. 먹는 것도 가려서 먹어야 할 것 같아 갑자기 짜증나는 사람도 있을 것이다. 그런 사람은 지금 당장 부정적인 생각을 일으키는 원인은 무엇인지 다시 한 번 생각해보자. 부정적인 생각이 독자를 지배할 때 그것을 멈출 수 있는 것도 훈련해야하니까.

앞서 언급한 것처럼 고구마 식사만 꾸준히 하더라도 살은 빠진다. 하지만 다이어트에 도움이 되는 다른 활동을 함께 하는 것보다 아무래도 효과는 더디게 나타난다. 3장에 서술되어 있는 것들 모두가 독자의 다이어트 효과를 더 좋게 하기 위한 도움장치이지 독자에게 스트레스를 주기 위한 내용은 아니다. 만약 정말 이 정도까지는 할 수 없다고 생각하면 그냥 고구마 다이어트만이라도 열심히 하기 바란다. 조금이라도 효과를 빨리 내고 싶다면. 3장에 나온 여러가지 방법 중 자신에게 맞는 것을 택해서 고구마 다이어트와 병행해보자.

군고구마·삶은 고구마가 지겨우면 다음에 나오는 고구마 요리법을 참고해서 기분전환도 해보자.

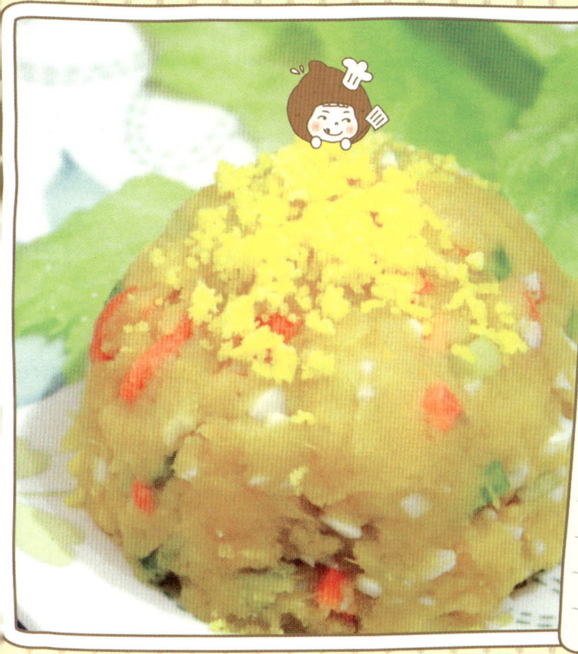

고구마 케이크 샐러드

재료

고구마 2개, 당근 1/5개, 오이 1/4개, 달걀 1개, 소금 1작은술

드레싱 : 저지방 마요네즈 2큰술, 레몬즙 1큰술, 설탕 1작은술, 소금 약간, 흰 후춧가루 약간

레시피

1. 고구마는 껍질을 벗기고 푹 삶은 뒤, 뜨거울 때 으깨고, 당근과 오이는 잘게 다진다.
2. 달걀은 삶아 껍질을 까서, 흰자는 잘게 다지고, 노른자는 체에 내린다.
3. 드레싱을 만들고 고구마·당근·오이·달걀 흰자와 함께 잘 버무리고, 소금과 후추로 간을 맞춘다.
4. 체에 내렸던 노른자 가루를 뿌려 완성한다.

고구마 양파 수프

재료

고구마 1/2개, 당근 1/5개, 양파 1/2개, 마늘 1/2작은술, 치킨스톡 1/2큐브, 물 1.5컵 올리브유 적당량, 소금, 후추 적당량

레시피

1. 고구마와 당근은 껍질을 깐 뒤, 믹서기에서 곱게 간다.
2. 마늘은 잘게 다지고, 양파는 얇게 채 썬 뒤, 기름을 두른 팬에서 다진 마늘과 양파를 넣고 후추를 뿌려 살짝 볶다가, 뚜껑을 덮어 갈색이 날 때까지 졸인다.
3. 치킨스톡을 뜨거운 물에 개어 팬에 붓고, 고구마와 당근 갈아놓은 것을 넣고 끓인다.
4. 소금과 후추로 간을 맞추어 완성한다.

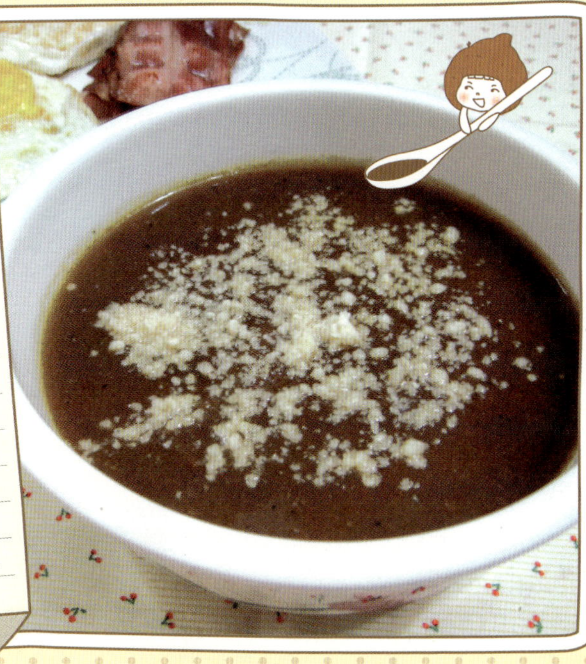

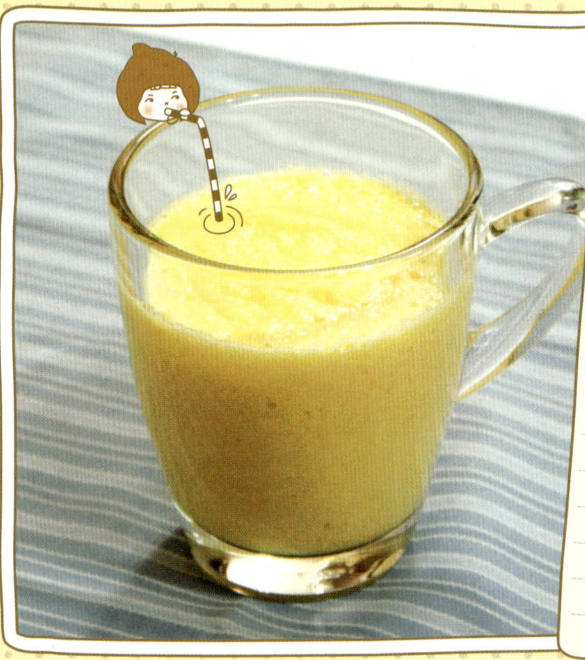

고구마 사과주스

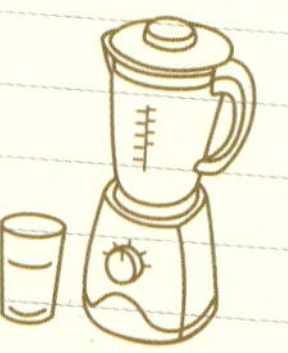 재료

고구마 1/2개, 사과 1/2개, 오렌지주스 1/2컵

레시피

① 고구마, 사과는 깨끗이 씻어서 껍질을 벗기고 작은 크기로 썰어 오렌지주스를 넣고 믹서기에 넣고 간다.

고구마 버섯전

재료

고구마 1/2개, 표고버섯 1개, 밀가루 1/4컵, 소금, 흰 후추 적당량

레시피

① 고구마는 껍질을 벗기고 믹서기에서 곱게 갈아둔다.

② 표고버섯은 깨끗하게 손질하고, 잘게 다진다.

③ 밀가루에 ①과 ②의 재료를 섞고 물을 부어 농도를 조절한 뒤, 흰 후추와 소금으로 간을 맞춘다.

④ 기름 두른 팬에서 한 수저씩 떠서 노릇노릇하게 부쳐 낸다.

⑤ 초간장을 만들어 찍어 먹는다.

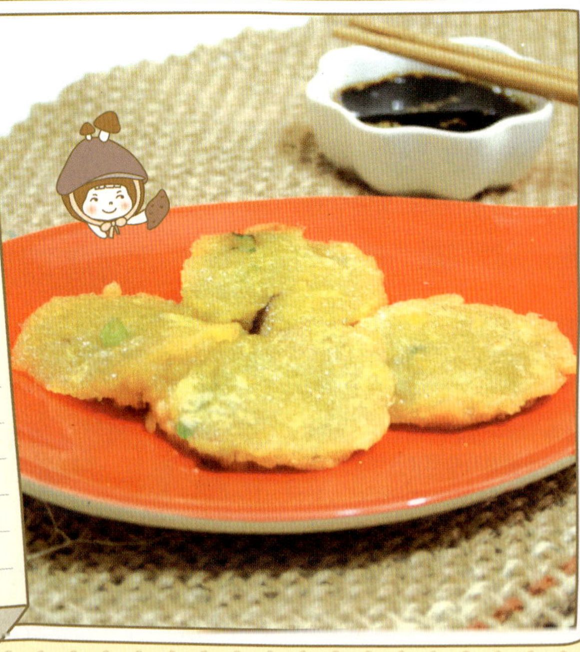

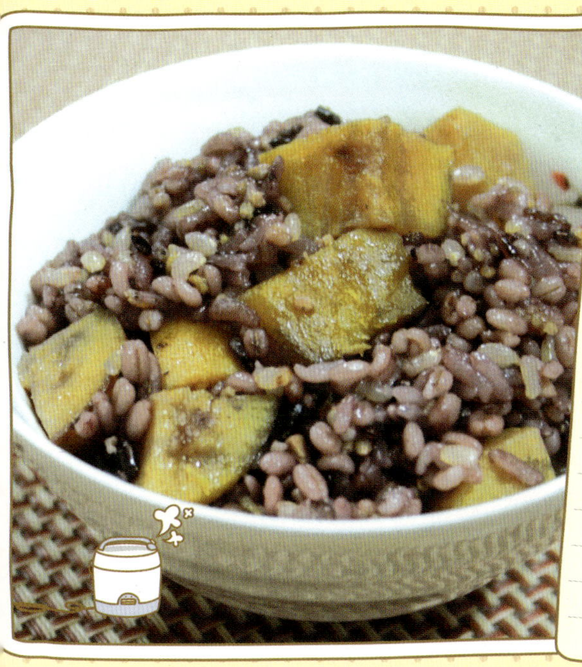

고구마 잡곡밥

재료

고구마 1/2개, 여러 가지 잡곡 적당량, 백미 적당
량, 물 적당량

레시피

1. 고구마는 껍질째 깨끗하게 씻어 작은 크기로
   썬다.
2. 잡곡과 백미는 깨끗하게 씻고 ❶의 고구마와
   함께 섞어 밥물을 붓고 밥을 안친다.

고구마새싹채소 샐러드

재료

고구마 1/2개, 새싹채소 여러 가지, 오리엔탈 드
레싱 적당량, 꿀 1/2큰술

레시피

1. 고구마는 껍질을 벗기고 작은 크기로 썰어 끓
   는 물에 삶아 건져 물기를 뺀다.
2. 새싹채소들은 깨끗하게 씻어 체에 받쳐 물기
   를 빼둔다.
3. 오리엔탈 드레싱과 꿀을 섞고, 고구마와 새싹
   채소를 버무려 먹는다.

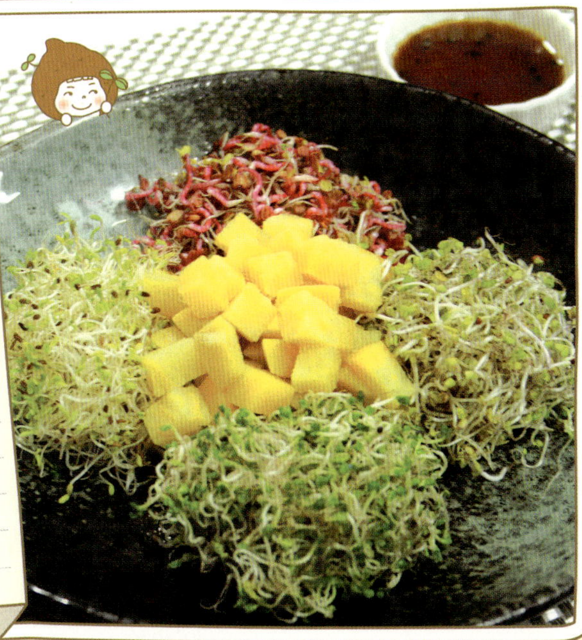

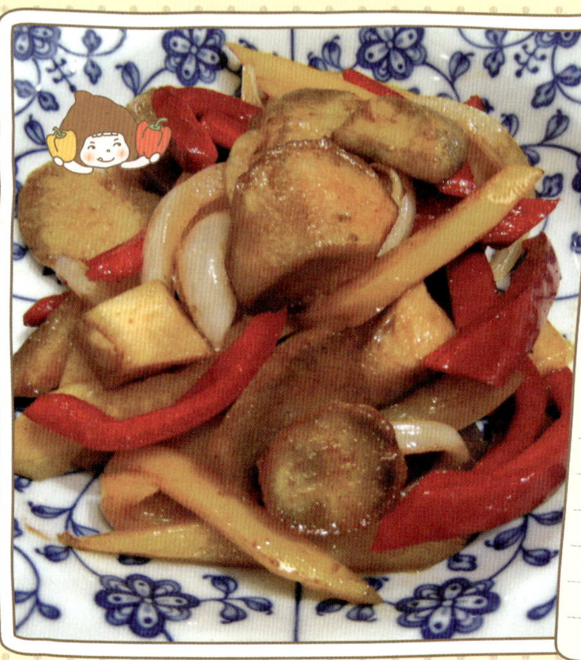

고구마 파프리카 볶음

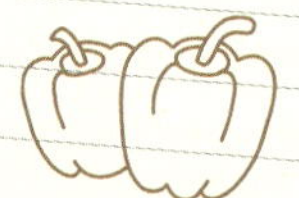 재료

고구마 1/2개, 양파 1/4개, 파프리카(빨간색·노란색) 1/2개씩, 굴소스 1.5큰술, 후추, 올리브유 약간씩

레시피

1 고구마는 알맞은 크기로 썰어 올리브유를 두른 팬에서 볶는다.

2 양파와 파프리카는 얇게 채썰어 ①의 팬에 넣고 굴소스와 후추를 약간씩 뿌려가며 볶는다.

고구마 미숫가루

재료

고구마 1/2개, 선식(혹은 미숫가루)가루 1큰술, 물 1/2컵, 꿀 1/2큰술

레시피

1 고구마는 깨끗하게 씻어 껍질을 벗기고 작은 크기로 썰어 분량의 물을 붓고 믹서기에 곱게 간다.

2 미숫가루와 꿀을 넣고 잘 섞는다.

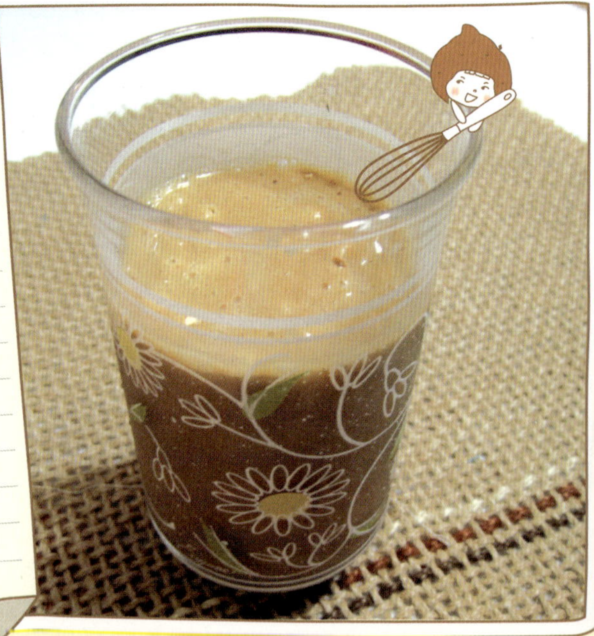

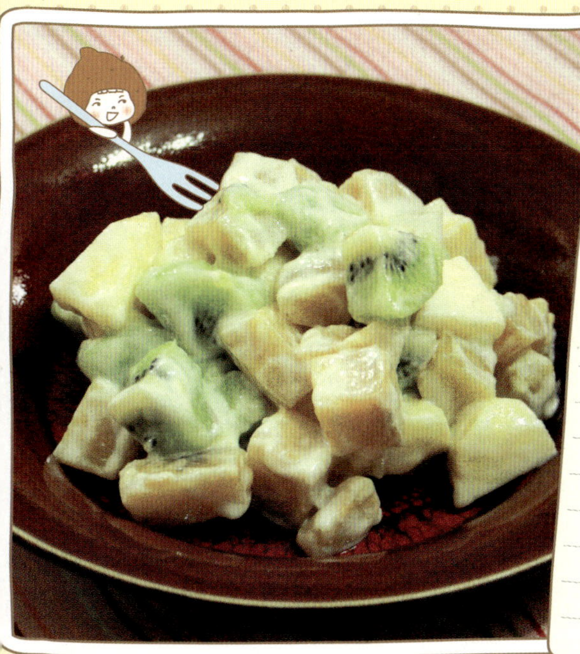

고구마 과일샐러드

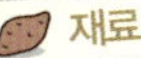 재료

고구마 1개, 사과 1/2개, 키위 1개, 레몬즙 1큰술

드레싱 : 플레인 요구르트 1/2컵, 꿀 1/2큰술, 소금 1/2작은술

레시피

① 고구마는 껍질을 벗기고 사방 1cm로 썰어 끓는 물에 삶아 건져 물기를 뺀다.

② 과일들은 깨끗하게 씻어 껍질을 벗기고 알맞은 크기로 썬다.

③ 드레싱을 만들고 재료와 버무려 완성한다.

고구마 완두콩 조림

재료

고구마 1개, 완두콩 2줌

양념장 : 간장 2.5큰술, 맛술 1큰술, 요리당 1큰술, 물 1/2컵

레시피

① 고구마는 씻어서 껍질을 벗기고 사방 2cm 정사각형 모양으로 잘게 썬다.

② 끓는 물에서 잠시 데쳐 살짝 익힌다.

③ 완두콩은 깨끗하게 씻어 체에 받쳐 물기를 제거한다.

④ 냄비에 양념장을 붓고, 완두콩을 넣고 어느 정도 익으면 고구마를 넣고 알맞게 조려 낸다.

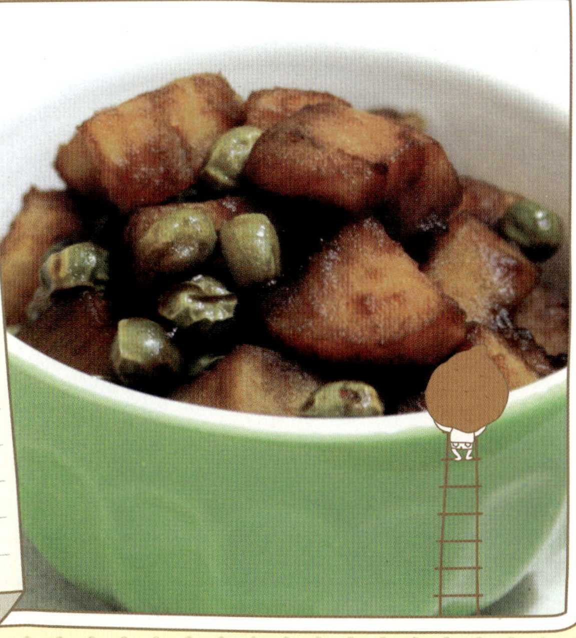

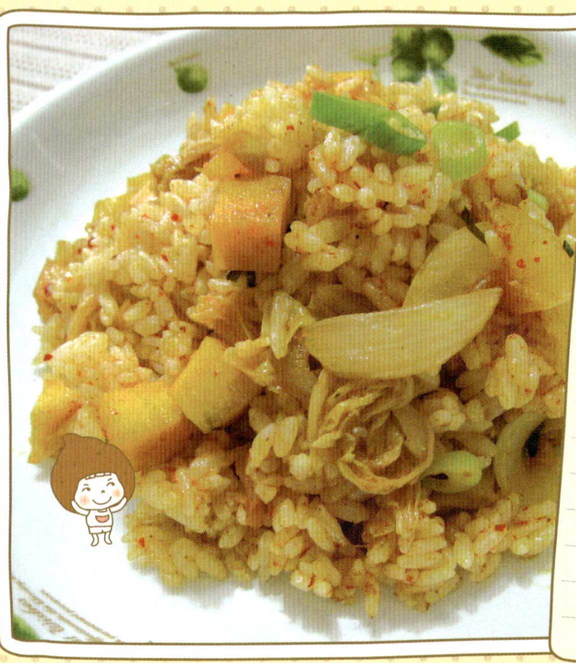

고구마 김치볶음밥

재료

고구마 1/2개, 김치 2줌, 양파 1/2개, 밥 2인분, 소금 1/2작은술, 후추 약간, 파 다진 것 약간, 참기름 1큰술, 포도씨유 약간

레시피

1. 고구마는 씻어서 껍질을 벗기고 사방 1cm 정사각형 모양으로 잘게 썬다.
2. 팬에 포도씨유를 두르고 고구마를 볶아 살짝 익힌다.
3. 김치는 한 입 크기로 알맞게 썰고, 양파는 잘게 채 썰어 팬에 올리고 참기름을 뿌리고 달달 볶다가, 분량의 밥을 넣고 잘 볶아준다.
4. 파 다진 것을 넣고 살짝 볶아 완성한다.

고구마 요거트 스무디

재료

고구마 1/2개, 플레인 요거트 100g, 꿀 1/2큰술, 얼음 조금

레시피

1. 고구마는 껍질을 벗기고 작은 크기로 썰어 믹서기에 곱게 간다.
2. 플레인 요거트와 꿀, 얼음을 넣고 믹서기에 다시 한번 갈아 완성한다.

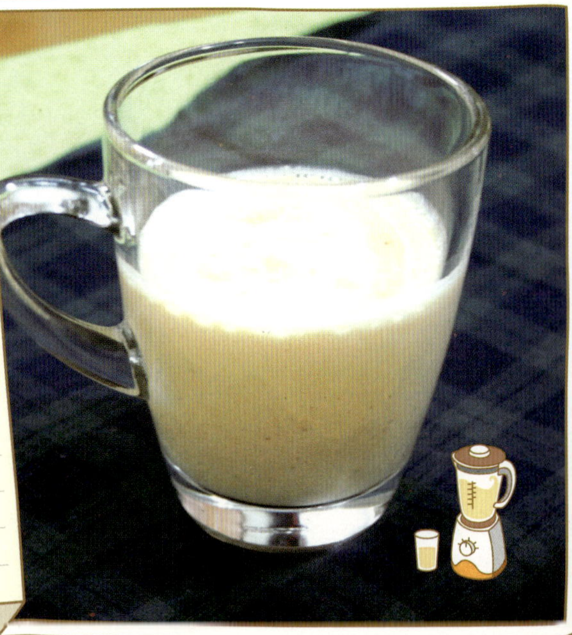

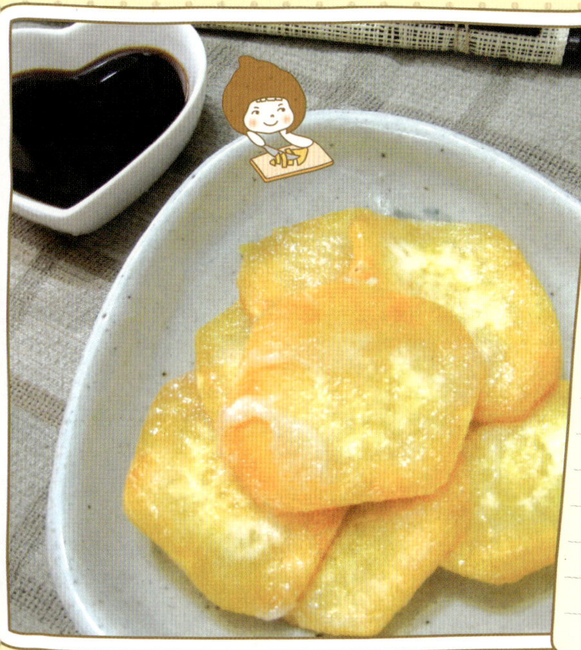

고구마 찹쌀가루찜

🍠 재료

고구마 1개, 찹쌀가루 1컵

양념장 간장 2큰술, 식초 1/2큰술, 설탕 1/2큰술, 맛술 1큰술,

🥗 레시피

① 고구마는 깨끗하게 씻어서 손질하고 얇게 썬다.
② 찹쌀가루를 묻히고, 찜통에서 쪄낸다.
③ 분량의 양념장을 만들고, 함께 곁들여 낸다.

고구마 참치회덮밥

🍠 재료

고구마 1/2개, 참치회(회덮밥용) 적당량, 흰 밥 2인분, 깻잎 6장, 상추 10장, 오이 1/3개, 초고추장 적당량, 참기름 3큰술, 통깨 약간

🥗 레시피

① 고구마는 씻어서 껍질을 벗기고 작은 크기로 썰어 끓는 물에서 데친다.
② 오이는 곱게 채썰고, 깻잎과 상추는 적당한 굵기로 채썰어 준비한다.
③ 고슬고슬하게 지어진 흰 밥 위에, 각종 야채와 참치회, 고구마를 올리고, 그 위에 초고추장과 참기름, 통깨를 뿌려 완성한다.

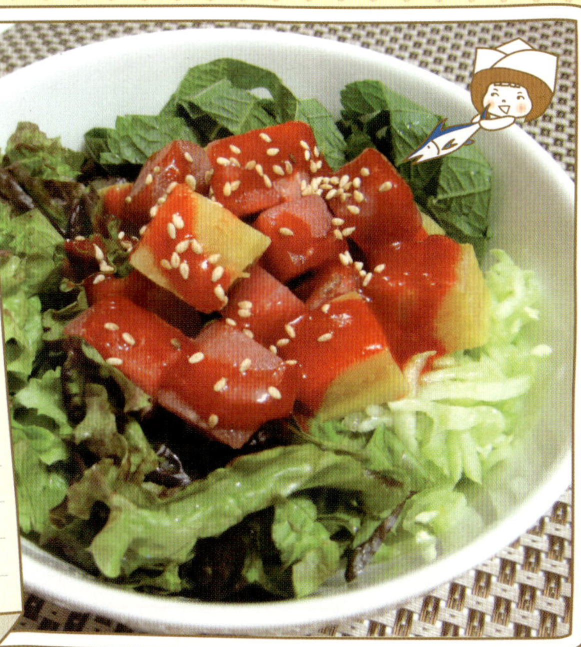

고구마카레

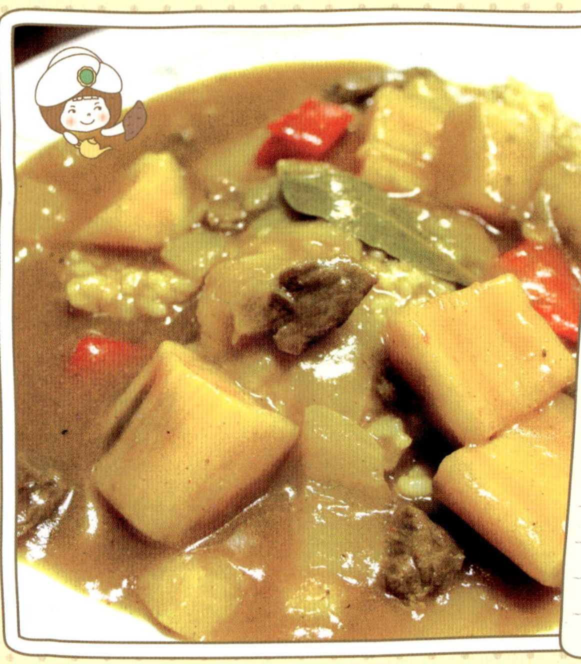

🍠 재료

고구마 1개, 쇠고기 50g, 양파 1/2개, 요리술 2큰술, 화이트와인 3큰술, 카레분말 2인분, 파프리카1개, 밥 2인분, 월계수잎 2장, 소금, 후추 조금씩

🍚 레시피

❶ 양파·파프리카·고구마는 적당한 크기로 썰어준다.
❷ 고기는 달궈진 팬에서 기름을 두르고 살짝 볶다가 화이트 와인과 요리술을 붓고 소금과 후추간을 하며 볶다가 어느 정도 고기가 익었으면 고구마, 양파도 넣고 함께 볶는다.
❸ 카레분말은 미리 물에 개어 두었다가 ❷에 넣고 잘 저으며 푹 끓이다가 파프리카를 넣는다.
❹ 약한 불에서 푹 끓여준다. 소금과 후추로 간을 맞춘 다음, 밥 위에 얹어 완성한다.

고구마야채죽

🍠 재료

고구마 1/2개, 표고버섯 2개, 다진 쪽파 2큰술, 양파 1/4개, 쌀 2인분, 소금 적당량, 참기름 1큰술

🍚 레시피

❶ 쌀은 씻어서 따뜻한 물에서 불려 믹서기에 곱게 간다.
❷ 고구마는 껍질을 벗기고 작은 크기로 다지듯이 썰어 두고, 표고와 양파도 잘게 다져 준비한다.
❹ 양파와 고구마를 먼저 볶다가, 물에 불려 갈은 쌀과 표고를 넣고 볶은 뒤, 쌀이 푹 퍼질 때까지 뭉근히 끓인다.
❺ 소금으로 간을 맞추고, 다진 쪽파를 넣고 한소끔 끓인 뒤, 참기름을 살짝 뿌려 마무리한다.

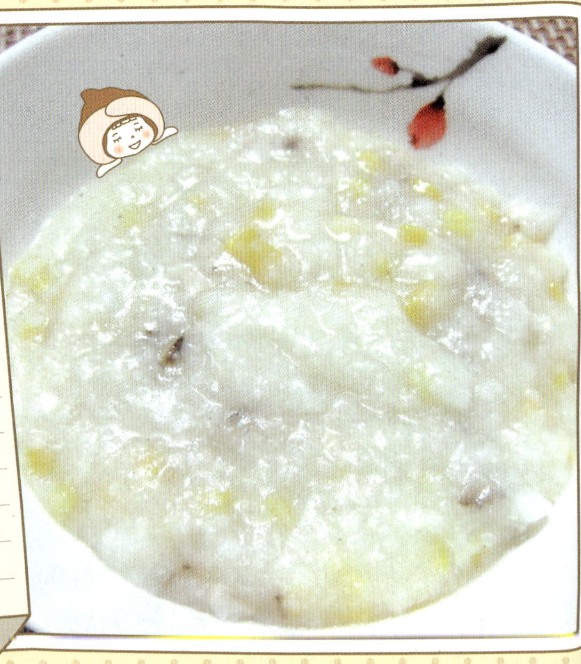

chapter 04

질병을 치료하는 고구마의 신비한 힘

고구마를 꾸준히 먹으면 몸에 필요한 성분을 골고루 먹을 수 있어 살도 빠지고 건강해 진다. 고구마는 몸을 살리는 치유력이 뛰어난 식품이다. 그래서 고구마 다이어트를 하면 군살도 빠지지만, 여러 가지 신체 기능도 함께 좋아진다. 주변에 건강이 나빠진 사람이 있다면 4장의 내용을 읽고 고구마를 추천해서 도움을 줘보자.

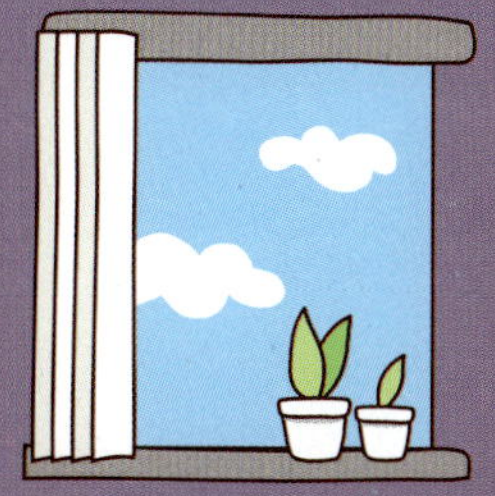

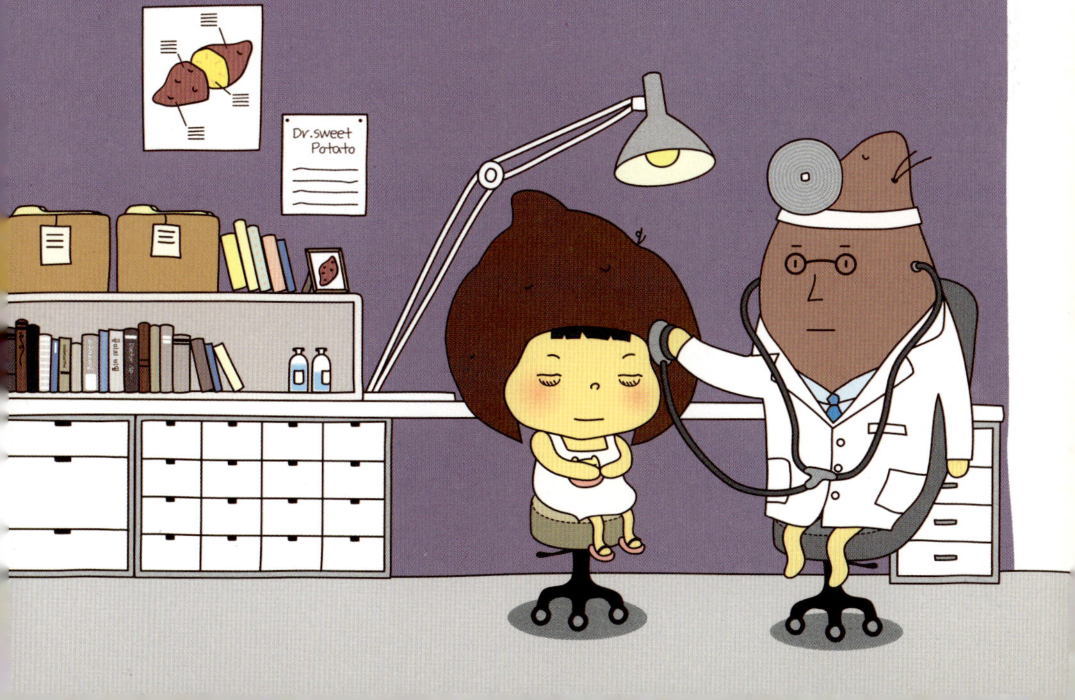

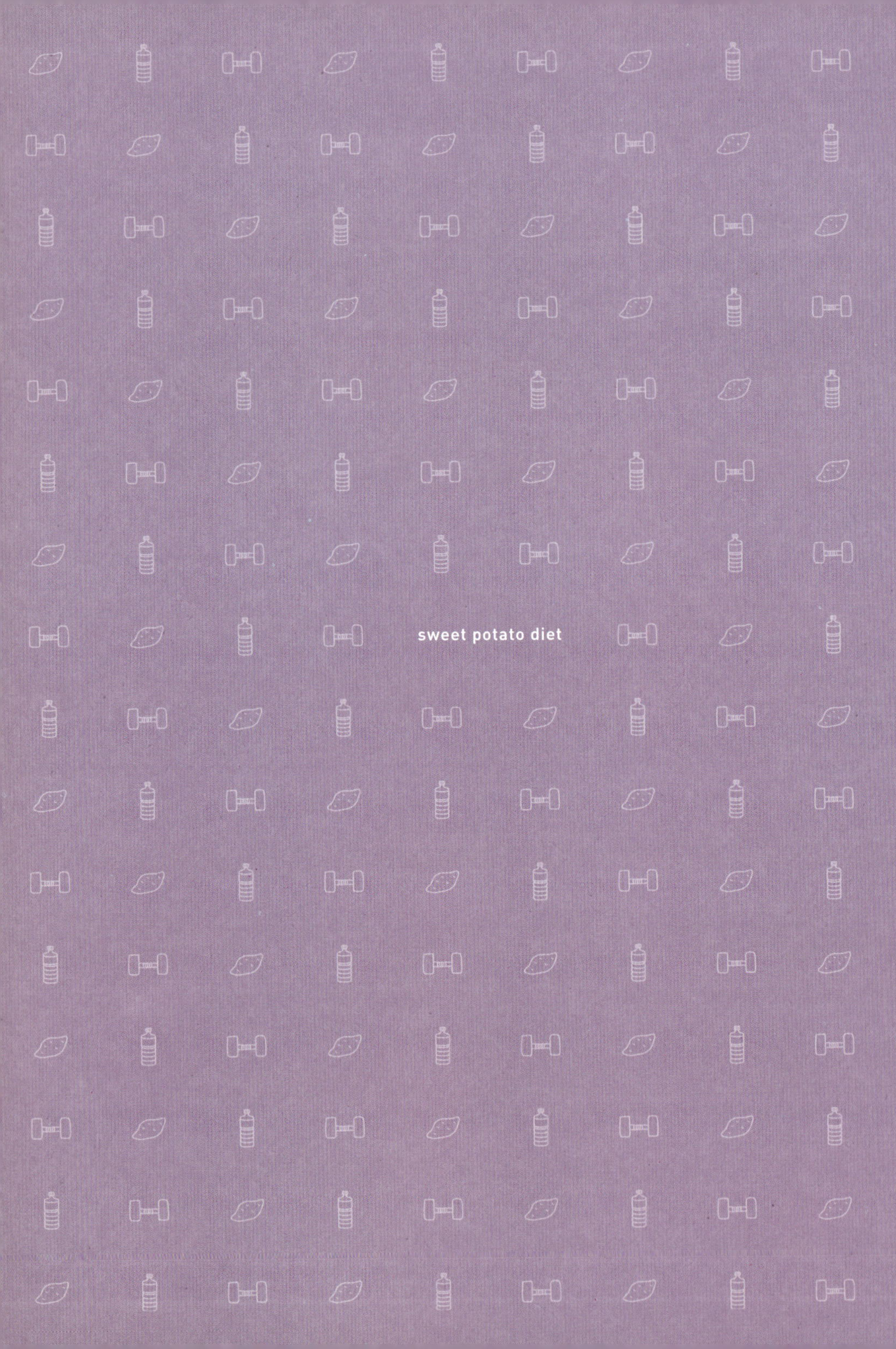
sweet potato diet

고구마의
질병치료 사례와 효능

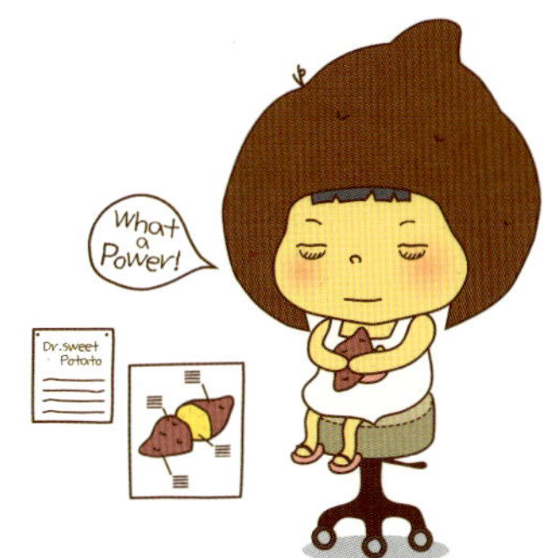

고구마 다이어트를 하면서 질병까지 살펴보는 건 오버라고 생각하는 독자도 있을 것 같다. 그런 독자는 4장을 읽지 않아도 괜찮다. 바로 5장으로 넘어가 다이어트 실전 모드로 들어가라.

하지만 원래 다이어트는 단순히 살을 빼는 게 아니라 몸이 건강해지는 식이요법을 뜻한다. 고구마 다이어트가 효과 있는 이유도, 몸의 건강상태가 좋아지면서 필요 없는 군살이 빠지기 때문이다. 몸이 건강해지는 게 다이어트의 가장 큰 목표다.

흔히 '30세 전에는 사람이 병을 찾고 30세 후에는 병이 사람을 찾는다'고 말을 한다. 젊었을 때는 자신의 건강에 신경 쓰지 않아도 병에 걸리지 않지만, 30세(정확히 25세가 넘어가면서 신체의 퇴화가 일어난다 – 편집자주)가 넘어가면 가만히 있어도 몸 상태가 예전 같지 않은 것을 재치 있게 표현한 말이다. 아직 젊고 건강한 독자는 다이어트만 신경 써도 관계없지만, 그렇다고 고구마 좋은 효능을 언급하지 않고 넘어 가는 것은 독자에게 대단한 실례를 범하는 일이다.

고구마 다이어트를 하면 군살만 빠지는 게 아니라 여러 가지 신체 기능도 좋아진다. 주변에 아픈 사람이 있다면 4장의 내용을 읽고 고구마를 추천해서 도움을 줘보자. 이런 순간이 오지 않았으면 하지만…, 나중에 독자가 몸이 안 좋아 건강관리를 해야 하는 순간이 오지 않기 위해서라도 고구마의 효능을 살펴보고 넘어가야겠다. 먼저 사례자 이야기를 보자.

원인불명의 혈종 제거, 혈당 저하

나는 은행에서 일하고 있다. 은행업무는 매우 바쁘게 돌아가고 직접 돈을 다루다보니 업무에서 생기는 스트레스가 많다. 또 이런 스트레스를 제때에 풀어주지 못하다 보니, 피곤이 쌓였고 건강상태도 별로 좋지 못했다. 그러다 약 2년 전 건강검진에서 뇌동맥류가 있다는 진단을 받게 됐다. 정말 큰 충격을 받았다.

동맥류란 동맥의 어떤 부분이 평범한 크기보다 더 확장되는 것을 말한다. 혈관이 확장되어 파열이 일어나면, 출혈이 일어나 심하면 죽을 수도 있는 병이다. 그런데 그게 뇌에서 발견되었으니 얼마나 놀랐겠는가. 혈관이 터지면 그대로 죽을 수도 있었기 때문이다. 다행히 위험해지기 전에 발견했기 때문에 나는 수술을 하기로 했다.

뇌출혈을 막기 위해 뇌 속에 금속고리를 설치했는데, 다행히 수술도 잘 끝나 며칠 후 퇴원했다. 이후 건강 회복을 위해 열심히 노력했지만, 뜻밖에 만성경막하혈종(뇌경막과 지주막 사이에 나타나는 혈종)이 나타났다. 그래서 같은 해 10월 다시 수술을 받고 그달 말에 퇴원했다.

개인적으로는 머리에 충격을 받은 적도 없는데, 머릿속에 이런 병이 생기는 것을 이해할 수 없었다. 그래서 의사에게 물어봤지만 담당 의사도 그에 대해 시원한 답을 주지 못했다. 원인을 알 길이 없었기 때문에 나는 답답했다.

얼마 지나지 않아 경막하혈종이 재발했는데 그나마 출혈이 적어서 수술할 필요는 없다고 했다. 의사는 지속적으로 증세를 살펴보자고 했다. 하지만 잘못하면 죽을 수도 있는 병이란 걸 알았기 때문에 나는 여전히 불안했다. 뇌혈관에 언제 터질지 모르는 폭탄을 안고 사는 것 같은데, 그런 상황에 누가 마음을 편하게 먹을 수 있겠는가.

병이 재발했을 당시, 우연히 일본잡지에서 노란 고구마가 출혈성 질환에 좋다는 기사를 봤다. 나는 밑져야 본전이란 생각에 고구마를 한 번 먹어보기로 했다. 매일 아침저녁으로 군고구마 한 개를 흑식초와 섞어서 식사 전에 먹었다. 금방 효과가 나타나는 것은 느끼지 못했지만 왠지 기분이 좋아지는 것 같았다.

2~3개월이 지나고 뇌검진을 받았는데 의사가 놀라면서 혈종이 작아졌다고 했다. 나는 기쁘면서 동시에 놀랍기도 했다. 사실 혈종을 줄이기 위해 약을 복용한 것도 아니고 오로지 고구마만 먹고 있었기 때문이다. 그 다음부터는 고구마를 더 열심히 먹게 됐다. 그리고 한 달이 지나자 머리에 있던 혈종이 모두 사라져 버렸다. 말로 감정을 다 표현할 수 없겠지만 정말 기뻤다. 그 다음 몇 차례 더 검진을 했지만 혈종은 다시 발견되지 않았다.

고구마를 먹어보니 출혈성 질환 말고도 몸에 좋은 점이 있다는 것을 알게 됐다.

가장 도드라지게 눈에 보이는 것은 낮아진 혈당이다. 고구마를 먹기 전에는 혈당치가 대략 140mg/dl정도였는데, 지금은 100mg/dl까지 떨어져 혈당을 낮추는 약을 먹을 필요가 없게 되었다. 속는 셈치고 먹기 시작했던 고구마가 머릿속 시한폭탄 같은 혈종도 없애주고 혈당도 낮춰 주었다.

백혈병 치료 부작용 개선

나는 4년 전 회사에서 실시한 건강검진에서 백혈구에 이상이 있다는 진단을 받았다. 건강한 사람의 백혈구 정상수치는 1mm³에 4,000~8,000개가 있는데 나는 9만 개를 넘는 백혈구가 있다고 했다. 어쩐지 쉽게 피곤해지는 게 이상했다. 건강검진이 있기 며칠 전에는 주차장으로 걸어가는 계단에서 사고가 날 뻔했다. 마치 두 다리가 허공에 뜬 듯한 느낌을 받으면서 쓰러질 뻔했다.

건강검진을 받고 1주일 뒤, 불안한 마음에 대학부설병원에서 재검진을 받았다. 그런데 백혈구 수치가 12만 개로 늘어나 있다는 충격적인 결과를 받았다. 결국 난 병원에 입원하기로 결정했다. 당시 내 병명은 만성골수성백혈병으로 염색체에 이상이 생겨 골수 내 조혈세포가 정상적인 기능을 하지 못해 백혈구가 늘어난 것이라 했다.

우선 항암제를 복용해 백혈구가 어느 정도 줄어들 때까지 기다렸다. 그리고 다시 인터페론(바이러스 증가를 막는 물질) 주사를 맞았다. 10월 초에 입원해서 항암제 투입 후 백혈구가 줄어들기를 기다렸다가, 11월 초가 되어서야 인터페론

치료를 할 수 있었다. 백혈병을 잡기 위해 항암제와 인터페론을 모두 사용해서 그런지 항상 열이 나고 힘이 없었다. 더불어 식욕부진, 두통, 탈모 등의 증상까지 겪어야만 했다. 백혈병을 치료하기 전에 약의 부작용이 심하다는 사실을 들어서 처음부터 마음을 단단히 먹었다. 부작용을 최소화하기 위해 건강식품도 많이 챙겨 먹었지만 별로 좋아지지 않았다.

입원한 지 한 달 정도 지났을 때, 해외에서 돌아온 친구가 병문안을 왔다. 그때 그는 흰 고구마로 만든 건강식품을 선물로 들고 찾아 왔다. 흰 고구마가 질병 치료에 좋다는 내용은 익히 들어 알고 있었지만 정작 시도하진 못하고 있었다. 친구가 선물로 준 것을 계기로 그 때부터 열심히 먹기 시작했다. 맛은 군고구마랑 비슷했는데, 이 건강식품은 알약 형태라 먹기 편했다. 아침 저녁 식사 전에 10알을 먹어서 하루에 총 20알을 먹었다.

그런데 참 신기하게도 친구가 가져다 준 건강식품을 먹은 후로 화학치료 부작용이 말끔히 없어졌다. 고구마환을 먹기 전에 인터페론 주사를 맞으면 열이 39도 이상까지 올라가서 너무 힘들었다. 하지만 고구마환을 먹고 난 다음 그런 증상이 사라졌다. 화학치료 초기에는 인터페론 주사도 이틀에 한 번씩 맞았는데, 시간이 흘러 매일 주사를 맞아야 하는 상황이 됐다. 하지만 흰 고구마환(丸)을 먹어서 인지 주사를 맞아도 열만 조금 났고 힘들지는 않았다.

3개월의 입원 생활을 마치고 집에 돌아온 후 일자리도 다시 구했다. 건강 상태도 며칠에 한 번 병원을 찾아 항암치료를 받기만 하면 될 정도로 좋아졌다. 퇴원 이후에도 나는 지속적으로 흰 고구마환을 먹었다. 여전히 머리는 무겁고 무기력해서 조금만 걸어도 피곤했지만, 의사는 다른 백혈병 환자에 비하면 부작용이 심하지 않다고 했다.

고구마환을 먹기 전에 인터페론 주사를 맞으면 머리카락이 한 움큼씩 빠지곤 했다. 이렇게 빠지면 머리카락이 한 올도 남지 않을 것 같아 걱정 됐다. 그런데 고구마환을 먹기 시작하고 한 달 뒤부터 머리카락이 빠지지 않았고 새로 머리카락이 나기도 했다.

현재 나는 일주일에 5일 인터페론을 맞고, 이틀에 한 번 항암제를 맞는다. 지금은 백혈구 수치도 2,500~3,500개 정도고 30분~1시간 정도 걸어도 별로 피곤하지 않다. 이제는 매주 2~3일은 출근도 할 수 있게 되었다.

이 정도로 회복될 수 있었던 것은 꾸준히 화학치료를 했고, 고구마환을 빼놓지 않고 먹었기 때문에 가능했다고 생각한다. 고구마를 먹어서 부작용을 최소화할 수 있었고 치료과정에서 생기는 고통도 많이 줄일 수 있었다.

흰 고구마에는 혈액 및 세포의 재생을 돕고 백혈병의 진행을 막는 비타민과 미네랄이 들어있다고 한다. 백혈병 치료 과정 중 간기능 활성화를 촉진하는 흰 고구마 덕분에 부작용을 최소화할 수 있었다. '혈액암' 이라고도 불리는 백혈병의 재발을 막기 위해 지금도 지속적으로 흰 고구마를 먹고 있다.

화학치료 부작용 완화

5년 전부터 나는 위가 늘 쓰리고 아팠다. 공복에 상관없이 배가 늘 아팠지만 그냥 단순 위염이라고 생각했다. 그런데 건강검진을 받아보니 위암으로 판명되어 수술하지 않으면 3개월밖에 살지 못한다는 야이기를 들었다. 나는 바로 위와 십이지장 절개수술을 받아 악성종양이 췌장, 비장, 쓸개 등으로 퍼져 나가는 것을 막을 수 있었다.

의사는 체력이 회복되거든 화학치료를 받자고 말했다. 그러나 화학치료란 말을 듣자마자 그 부작용인 탈모와 구토가 생각났고 부수적으로 따라다니는 고열도 걱정되었다. 부작용에 관한 걱정으로 전전긍긍하고 있던 나에게, 아내가 흰 고구마를 먹어보라고 권유했다. 흰 고구마는 약효가 탁월하다고 말 한 것을 들었기 때문에 나는 흰 고구마를 매일 먹기 시작했다.

수술은 잘 끝났고 몸 상태도 좋아져서 수술하고 한 달 후부터 화학치료를 받게 되었다. 흰 고구마를 먹긴 했지만 화학치료의 부작용이 있지 않을까 여전히 불안했다. 그러나 화학치료를 시작해도 머리카락은 빠지지 않았다. 몸이 완전히 회복된 것은 아니었지만, 건강 상태가 좋아져서 매주 한 번씩, 50번을 연달아 화학치료를 받기도 했다. 의사도 이점을 놀라워했다. 현재도 여전히 화학치료중이지만, 흰 고구마를 먹으면서 나는 건강해질 수 있다고 확신한다.

혈관성자반증 개선, 복통 해소

나에게는 16살된 아들이 있다. 그런데 아들은 4년 전에 혈관성자반증(전신 혈관에 염증이 생기고 피부에 반점이 나타나는 질병)에 걸렸다. 혈관성자반증은 보통

유아기 때 나타나는데 청소년이나 성인이 된 후에 발병하기도 한다. 아들은 신장염이 있었는데, 이것 때문에 생긴 병일 거라는 생각에 마음이 아팠다.

처음에 감기증상처럼 나타난 이 질환은 아들을 점점 무기력하게 만들었다. 증상이 3개월 간 지속되자 관절에 통증이 시작됐고, 얼굴·팔·하반신에 반점이 생겼다. 겉보기에는 마치 피부 안에 피가 고인 것처럼 보였다. 반점은 점차 몸 전체로 퍼져나갔고 참기 어려울 정도로 고통스러운 복통과 구토 증세까지 함께 나타났다. 대변에는 피가 섞여 나오기도 했다. 의사는 장벽에 출혈이 일어났기 때문에 이런 증상이 나타난다고 했다. 사태가 심각해지자 아이를 입원시켜야 했다.

정말 안타깝고 답답한 것은 의사도 원인을 알 수 없다고 했다는 점이다. 그래서 별다른 치료법도 제시할 수 없다고 했다. 다른 대안이 없었기 때문에 아이가 입원해 있는 동안 의사 처방대로 스테로이드제와 진통제를 복용하기로 했다. 지푸라기라도 잡아야 한다는 심정으로 의사의 말을 들었다. 전문가는 조금 낫겠지 하는 생각이 들었기 때문이다.

퇴원 후 아이는 2년 간 반복되는 출혈로 고생했고, 주기적으로 배가 아파 결국 학교에 가지 못했다. 3년째가 됐을 때 건강상태가 어느 정도 호전되었지만 그것도 잠시뿐이었다. 고등학교에 입학하자 병이 재발했기 때문이다.

게다가 아들의 소변에서 단백질성분까지 검출되어서 신장염에 걸린 게 아닌가 생각하게 됐다. 아들의 건강이 갈수록 나빠지자 병을 오래 끌 수 없단 생각에 신장염을 고쳐야겠다고 마음먹었다. 그러나 결심만 했을 뿐이지 어떻게 고쳐야 할 것인지는 정말 막막했다.

속수무책으로 있던 차에 자색고구마가 혈액성 질환 치료에 좋다는 말을 들었다. 그래서 바로 자색고구마를 먹이기로 했다. 매일 아침저녁으로 아들에게 자색고구마를 한 개씩 먹였다. 고구마를 깨끗이 씻은 뒤에 작은 크기로 썰어 사과와 함께 주스를 만든 다음 미세한 천에 걸러서 아들에게 먹였다.

자색고구마를 먹이기 시작하자 아들이 배가 아프다고 말하는 횟수가 줄어들었다. 자색고구마를 살 수 없을 때는 먹일 수 없었는데, 그러면 금방 자반증 증세가 다시 나타났다. 그래서 나는 아들의 병 증세가 좋아지는 것은 자색고구마 덕이라 생각하게 됐다. 약으로도 차도가 없던 아들의 병이 고구마를 먹고 낫기 시작하자 정말 감사하는 마음이 들었다.

1년이 지나자 아들은 더 이상 스테로이드제를 복용할 필요가 없을 정도로 건강해졌다. 현재 내 아이는 2~3달에 한 번씩 검진을 받지만 소변에서도 더 이상 단백질이 검출되지 않는다. 아들에게 일어난 치료의 기적은 자색고구마 덕분이다.

🍠 간기능 및 음주 후 두통 개선

나는 술을 정말 사랑한다. 음식은 어떻게든 참을 수 있지만 술을 못 마시면 인생에 재미를 느낄 수 없다. 술이 너무 좋아서 매번 마실 때마다 코가 비뚤어질 정도로 마시는데, 술 없는 삶이란 나에게는 비극 그 자체다.

밥을 안 먹을지언정 술을 마시지 않고는 살 수 없다. 술이 정말 너무 좋아서 집에서 저녁 식사를 할 때도 한두 잔 정도 반주로 곁들인다. 결국, 1년 365일

중 하루도 술을 안 마시는 날이 없는 셈이다. 그리고 술도 알코올 도수가 높은 것을 좋아해 아내는 술을 끊지 않으면 늘 이혼하겠다고 으름장을 놓는다.

젊은 시절에는 미친 듯이 술을 마셔도 견딜 수 있었는데, 40년이 지난 지금 술을 마시면 머리가 어지럽고 걸을 때 두 다리가 땅에 닿지 않는 것처럼 느낄 때도 있다. 특히 술을 마신 다음 날이면 아침에 머리가 항상 아프고 의욕이 없고 힘도 없어서 출근하기 힘들다.

그래서 건강검진을 받았는데, 간기능이 많이 떨어져서 당장 술을 끊지 않으면 생명까지 지장이 있다고 의사가 경고했다. 나도 술이 건강에 나쁜 영향을 준다는 것쯤은 잘 알고 있다. 그러나 나의 분신인 술을 끊는다는 것은 상상할 수 없는 일이었다. 그렇다고 몸을 함부로 할 수는 없기 때문에 조금씩 줄여 마시기로 했다. 하지만 술 마신 다음 날 두통은 가시지 않았다.

그때 동료들 사이에서 술의 신(酒神)이라고 불리는 어르신이 자색고구마를 추천해주었다. 솔직히 그때 나는 자주색 고구마가 있는지도 몰랐다. 그래서 그것에 대해 자세히 물었더니, 어르신이 자색고구마에 대해 설명을 해줬고 간기능을 좋게 만드는 데 탁월한 효과가 있다고 말해줬다.

나는 곧장 자색고구마를 잔뜩 사서 아침에 식사대신 먹고 저녁에는 술과 함께 먹었다. 자색고구마를 먹기 시작한 지 5일밖에 안 지났는데, 술을 마시면 나타났던 고통스러운 증상도 많이 없어졌다. 걸핏하면 했던 설사도 많이 나았다. 한 달을 지속적으로 먹고 나니 다음날도 머리도 아프지 않았다.

자색고구마를 먹은 지 1년 만에 GTP(Guanosine Triphosphate)수치는

156iu/l에서 47iu/l(정상수치 8~90iu/l)로 떨어졌다. GPT(Glutamic Pyruvic Transaminase) 수치는 44iu/l에서 21iu/l(정상수치 4~43iu/l)로 내려왔고, GOT(Glutamic Oxaloacetic Transaminase)는 35iu/l에서 25iu/l(정상수치 8~38iu/l)로 떨어졌다. 간기능이 많이 떨어졌었는데 자색고구마 덕분에 잃어버린 건강을 되찾았다. 이제 나는 안심하고 술도 마시면서 금주로 인한 고통에서 벗어날 수 있게 됐다. 자색고구마 만세!

야맹증 개선

아버지는 안경을 쓰신다. 학창시절 수업이 끝나면 항상 어두운 교실에 남아 공부를 했기 때문에 시력이 나빠졌다고 말씀하시곤 했다.

이런 게 유전인지 모르지만, 내 시력도 계속 나빠졌다. 근시 때문에 멀리 있는 물체가 잘 보이지 않지만, 생활에 큰 지장이 있는 정도는 아니었다. 고등학교 졸업 때 시력이 약 −2.0로 일상생활이 어렵지 않았으며 책 볼 때도 불편하다고 느끼진 않았다. 그러나 영화, TV를 보거나 야외 활동을 할 때는 반드시 안경을 써야 했다.

그런데 더 심각한 문제는 시력이 계속해서 나빠지고 있었다는 거다. 어두운 곳에 있기라도 하면 주변은 물론 발아래조차도 뭐가 있는지 잘 보이지 않았다. 이렇게 시력이 계속 나빠지면 늘 발을 헛디딜 것 같아 걱정됐고 특히 어두운 계단을 내려갈 때는 정말 무서웠다.

엄마는 내가 야맹증에 걸려 비타민A가 부족해서 그런 거라며 생선에서 추출한 기름을 구해 주셨다. 나도 눈이 좋아졌으면 하는 바람에 정말 싫어하는 당근을 억지로 먹기도 했다.

그러나 나의 시력은 여전히 호전되지 않았고 좋아질 조짐도 전혀 보이지 않았다. 평생 한 치 앞도 못 보는 닭처럼 살아야 된단 말인가! 나의 노력에도 불구하고 아무 변화가 없자 허탈한 기분이 들었다.

그 당시 나는 서점에서 책 보는 게 취미였다. 어느 날 외국잡지에 실린 기사를 보고 자색고구마에 들어있는 안토시아닌이 시력 관리에 좋다는 것을 알게 되었다. 안토시아닌은 혈액 속 활성산소를 제거해서 눈 주변의 모세혈관을 튼튼하게 하고 혈액순환도 돕는 물질이라는 것이다.

사실 자색고구마가 무엇인지 잘 몰랐는데 고구마 장수에게 물어보니 앞에 쌓여 있는 고구마를 가리키며 저것이 바로 자색고구마라고 했다. 모양은 다른 고구마와 비슷했고 별다른 특징은 없었지만 잘라서 안을 보니 놀랍게도 자줏빛을 띠었다.

자색고구마를 사서 돌아오는 길에 어떻게 먹는 게 좋을지 생각했다. 안토시아닌을 완벽하게 흡수하기 위해서는 생으로 갈아 먹는 것이 좋겠다는 생각이 들었다. 자색고구마 껍질을 벗기고 작은 크기로 썰어 믹서기에 간 뒤, 물을 조금 붓고 꿀을 약간 넣어서 아침저녁으로 먹었다.

이렇게 계속 생즙으로 갈아마시다 보면 자색고구마 셰이크가 지겨워질 때도 있다. 그럴 때면 자색고구마를 깨끗이 씻어서 껍질 채 구워먹기도 했다. 40일

정도 먹으니까 불 꺼진 주방에 들어갈 때도 예전처럼 어둡다는 느낌이 들지 않았다. 유리장식장 안의 병들도 훤히 볼 수 있어 원하는 물건을 쉽게 꺼낼 수 있었다. 지금 말한 것들이 정상인 사람들에게는 사소해 보이겠지만, 예전에는 불을 켜야만 가능한 일들이었다. 다시 한 달 정도가 지난 뒤, 어두운 곳에 가더라도 눈이 빠르게 적응하게 됐다. 이제는 어두운 계단에 가도 더 이상 위험하다고 느끼지 않는다. 어디를 가도 어두운 곳이 보이지 않아 고생할 것 같지는 않다. 지금도 여전히 근시이기는 하지만 야맹증은 완전히 나았다.

전립선 비대 개선, 위궤양 특효

나는 50세 이후부터 소변보는 게 예전처럼 쉽지 않았다. 오래 서있기라도 하면 소변보는 게 평소보다 더 어려웠고, 한참동안 소변보고 싶은 욕구가 들지 않았다. 소변을 보더라도 오줌이 남아있는 기분이 들어서 시원한 느낌이 전혀 들지 않았다. 이런 상황이 지속되면서, 얼마 전부터 식욕도 없어지게 됐다. 조금만 먹어도 배가 팽팽해지는 기분이 들었고, 두 달 만에 몸무게는 60kg에서 52kg으로 줄어들었다.

그러던 어느 날 위에 견디기 힘들 정도로 아픈 통증이 생겼다. 병원에 가서 검사해 보니 위궤양과 전립선 비대증에 걸렸다는 검진결과를 받았다. 의사는 나에게 어떻게 질환을 두 개씩이나 안고 있으면서 병원에 오지 않았느냐고 타박했다. 그나마 다행인 점은 수술해야 할 정도로 심각한 상태는 아니었다는 것이다.

약만 꾸준히 먹으면 나을 수 있다고 했다.

치료를 받을 당시 체중이 계속 줄어 52kg(키172cm) 까지 내려갔다. 하지만 입맛이 전혀 없어서 밥 먹고 싶다는 생각이 나지 않았다. 그러나 살이 계속 빠지는 게 좋지 않을 것 같아 억지로라도 먹으려고 했다. 오랫동안 음식을 제대로 먹지 않아서인지 몸에 힘도 없고 쉬는 것조차 힘들었다.

출근할 때마다 공원에서 운동하는 어르신들과 마주치는데, 그 중 나를 알아본 이웃이 조언을 해주었다. 내 병명을 듣고는 고구마를 먹어보라고 권했다. 약도 치료가 잘 되지 않는데, 고구마 따위가 효과가 있을까 생각했다. 밑져야 본전이라는 생각으로 시도는 해봤다. 이렇게 고구마를 먹게 되었다.

고구마를 먹고 시간이 지나자 소화불량 상태가 좋아 졌다. 예전에 나는 걸핏하면 설사를 했고 속도 늘 더부룩했다. 그러나 고구마를 먹고 나서 이런 증상들이 차차 없어지기 시작했다. 다행히 집 근처에 고구마 밭이 있어서 쉽게 고구마를 구할 수 있었다.

매일 고구마 50g 정도를 작게 썰어 물을 넣고 즙을 만들어 마셨다. 잘 넘어가지 않을 때는 사과식초를 넣어서 마셨고, 그 외에 다른 조미료는 넣지 않았다. 저녁식사 때도 고구마를 먹었다.

한 달 후, 위궤양으로 인한 통증은 사라졌고 소변보는 것도 한결 편해졌다. 소변을 보더라도 늘 남아있는 것 같아 불편한 기분이었는데, 증상이 많이 좋아졌다. 예전에는 늦은 밤에도 화장실에 3~4차례씩 들락날락 해서 이만저만 고생이 아니었다. 하지만 지금은 위도 아프지 않고 밤에도 한 번만 화장실에 가면 된다. 잠도 충분히 자니까 식욕도 좋아지고 체중도 60kg으로 돌아와 체력도 덩달아 좋아졌다.

🍠 중성지방 저하, 배뇨개선

우리 엄마는 당뇨병 환자였다. 반 평생을 혈당 낮추는 약을 먹어야 했다. 당연히 단 음식은 감히 엄두도 내지 못했고 당뇨병 때문에 체력도 너무 약해서 항상 힘들어했다.

당뇨병은 유전되기 쉽다고 한다. 이것을 우려해 나는 5년 전부터 매년 건강 검진을 받아 왔는데, 최근 들어 혈당치가 너무 높다는 결과가 나왔다. 혈당 이상은 오랜 기간 지속되는 게 보통이라는 의사의 말에 나는 음주량을 줄이고 일일 칼로리섭취량도 측정해가면서 밥을 먹었다. 1년 동안 정말 철저하게 관리했음에도 불구하고 상황은 별로 나아지지 않았다.

건강관리를 나름대로 한다고 했지만 혈액 검사 결과는 좋지 않았다. 혈당치가 230mg/dl(정상치 70~110mg/l), 중성지방 수치가 225mg/dl(정상치30~150mg/l), 콜레스테롤 수치가 250mg/dl(정상치 130mg/dl~220mg/dl)까지 각각 올라가 심적으로 정말 괴로웠다.

나는 두려웠고 어떻게 해야 할지 몰랐다. 그래도 내 건강문제이다 보니 포기할 순 없었다. 여러 사람에게 자문을 구한 끝에 고구마가 중성지방과 혈당치 저하에 효과적이란 사실을 알게 되었다. 그리고 바로 고구마를 사먹기 시작했다.

매일 고구마 약 200g정도를 씻어 작게 썰어서 믹서기에 간 뒤 물과 꿀을 넣어서 아침저녁으로 먹었다.

고구마를 먹기 시작했을 때는 이미 혈당치가 높았고, 화장실을 30분마다 한 번씩 가야 했다. 밤이 되면 3~4차례씩 가야 해서 잠을 제대로 잘 수 없을 정도라 너무 힘들었다. 나는 혈당치가 떨어지기를 간절히 바라는 마음으로 아침마다 고구마즙을 먹었다.

처음 한 달은 혈당치가 내려갈 기미를 보이지 않았다. 그래서 솔직히 실망하기도 했고, 병이 나아지지 않을 것 같아 마음은 불안했다. 그러나 별로 뾰족한 방법이 없었기 때문에 늘 먹던 대로 고구마를 계속 먹었다. 석 달째가 되자 걸핏하면 느끼던 피로감도 사라지고 갈증도 느끼지 않게 되면서 얼굴색도 좋아졌다. 화장실에 자주 가던 습관도 거의 없어져, 낮에는 4~5번만 가고 밤에는 1~2번 정도만 가게 되어 무척 기뻤다. 심지어 밤에 한 번도 안 갈 때도 있었다. 검사 결과 중성지방은 80mg/dl, 콜레스테롤은 190mg/dl, 혈당치는 130mg/dl까지 각각 떨어졌다.

앞으로 지속적으로 고구마를 먹으면 중성 지방, 콜레스테롤, 혈당치 모두 좋아질 것이라고 굳게 믿는다. 고구마를 먹고 내 건강이 좋아지고 있다는 것을 스스로 느끼기 때문이다.

고혈당 상태가 계속 되면 혈구 속 헤모글로빈이 포도당과 결합해 당화혈색소(HbA1c)를 생성한다고 한다. 혈당치는 단기간에 변하지만 당화혈색소는 한 달간의 혈당치를 나타내기 때문에 당뇨병의 지표가 된다. 혈당치와 비교했을 때

당화혈색소가 낮아지는 것은 당뇨병이 개선되어 간다는 것을 의미한다.

인체에서 너무 많은 당을 흡수하면 중성지방으로 변하는데 이때 당류흡수를 억제하는 고구마를 먹으면 콜레스테롤 등 혈중 지방량을 줄일 수 있다.

류머티즘 완화

나는 15년 간 류머티즘을 앓아 왔다. 오랜 시간 동안 병원치료도 받고 민간요법도 써보고 몸에 좋다는 각종 건강식품은 다 먹어보았다. 그러나 조금도 효과를 보지 못했다. 5년 전부터는 류머티즘이 악화되어 몸 전체에 통증이 더 심해졌고 무릎에 물이 차고 손·발·목 등의 관절이 아파오기 시작했다.

관절이 아프면 사지가 경직되어 움직일 수 없다. 조금만 움직여도 마디가 떨어져 나갈 것 같은 통증이 몸에 퍼진다. 달리 다른 처방이 있는 것도 아니기 때문에 의사 처방에 따라 매일 스테로이드제 6알을 먹는 것밖에는 방법이 없었다. 이후 관절에 붓기는 가라앉았지만 여전히 아팠다. 내 얼굴은 호빵처럼 잔뜩 부은 채로 무거운 발걸음에 의지해 하루하루 살아갔다. 그 때 나는 관절통증만 사라진다면 내가 가진 재산을 다 날려버려도 괜찮다고 입버릇처럼 말했다. 당연히 집안 식구들은 이런 나를 미쳤다고 생각했겠지만, 난 그 정도로 통증 때문에 고생했다.

얼마 후 스테로이드제 덕분에 관절의 상태가 조금 나아지자 약을 반으로 줄이게 됐다. 그러던 중 하루는 한의원에 가서 한의사와 내 병에 대해 이야기를 나누었다. 그러다가 내 병에 자색고구마가 매우 좋다는 것을 알게 되었다.

나는 집에 오자마자 한의사가 했던 말을 남편에게 전했다. 남편은 내가 힘들어한 것을 예전부터 지켜봐 왔기 때문에 내 말이 끝나기가 무섭게 어디에서 자색고구마를 구할 수 있는지 알아보았다. 구한 자색고구마를 구워서 아침저녁으로 한 개씩 먹었다. 때로는 껍질을 벗기고 잘게 으깨서 흑식초와 함께 먹기도 했다.

그러나 한 달이 지나도 별 다른 효과가 나타나지 않자 나는 크게 실망했고, 자색고구마도 별 수 없다는 생각이 들었다. 얼마 후 한의사를 찾아가 따져 물었지만 돌아온 대답은 참을성을 가지라는 것이었다. 모든 사람들의 체질과 몸 상태가 다르다는 말에 다시 계속 먹기 시작했지만 기대는 하지 않았다. 그런데 놀랍게도 두 달 반 뒤 몸에 변화가 나타나기 시작했다. 스테로이드제를 복용할 때는 관절에 붓기는 가라앉았지만 여전히 아팠다. 그런데 고구마를 먹고 난 다음 붓기도 사라지고, 지금은 통증도 없어 몸이 가벼워졌다. 이제 서있든 앉아있든 전혀 피로를 느끼지 않고 한 시간을 넘게 걸어도 아프지 않다.

다시 병원을 찾아가 검진을 받은 결과, 류머티즘이 많이 호전되어서 이 상태로 시간이 더 지나면 약을 먹지 않아도 된다고 의사가 일러주었다. 의사에게 고구마에 대해 이야기해주었지만 의사는 고구마의 효과를 믿지 않고 단지 부정적인 영향을 끼치지 않은 것뿐이라고 했다. 류머티즘 환자가 스테로이드제를 복용하면 빈혈이 생긴다. 나도 마찬가지였기에 조혈제를 함께 먹어야 했다. 하지만 이제는 이런 약을 먹을 필요가 없게 되어 정말 기쁘다.

나는 만성기관지염도 있어서 아침저녁으로 기침을 했는데 류머티즘이 나으면서 기침도 같이 없어졌다. 여름만 되면 어김없이 고질병이 도져서 병원에서 주사 맞는 것이 일이었다. 심지어 눈물도 나면서 짜증이 머리끝까지 날 때도 있었다. 그러나 이제 내 몸도 많이 좋아졌고 마음도 편안해졌다. 남편과 아이도 내가 훨씬 부드러워졌다고 했다. 가사노동을 해도 전혀 힘들지 않아 일을 끝내고 산책을 다니기도 한다.

위궤양 치료, 치질 극복

5년 전 회사에서 실시한 건강검진 결과, 위궤양과 십이지장궤양에 걸렸다는 진단을 받았다. 위가 아픈 것 외에는 다른 특이점을 발견하지 못했기 때문에 업무 스트레스로 속이 아픈 거라 생각했다. 동료들도 비슷한 증세를 갖고 있어서 대수롭지 않게 여겼었다.

내가 근무하던 회사는 IT분야로 남자가 상대적으로 많고 다들 미혼이었다. 그래서 술자리가 많이 있었는데, 이 때문에 위궤양과 십이지장궤양이 나타난 것이라고 생각했다. 증상이 심해졌을 때는 3일에 한 번 주사를 맞고 약을 먹어야했다. 함께 술을 즐겨 마시던 동료들에게 비슷한 증상을 겪은 적이 있냐고 물었지만 한 명만이 그렇다고 대답했을 뿐 나처럼 주사를 맞거나 약을 복용하는 사람은 없었다. 그러던 중 고구마가 좋다는 소문을 듣게 되었다. 특히, 흰 고구마가 지혈작용에 탁월한 효과가 있다는 것이었다.

번거로우실 텐데도 불구하고 엄마가 나를 위해 고향집에 있는 빈터에 고구마를 심어서 수확이 되면 보내주셨다. 집에서 편안히 무공해 고구마를 먹을 수 있게 된 것이다. 봄이 되자 고구마 잎이 무성하게 자랐다. 크고 녹색인 잎은 맛도 참 좋아서 쓰지도 않고 흙 맛도 느껴지지 않는다. 뜨거운 물에 한 번 끓여서 간장에 찍어 먹어도 그 맛이 신선하고 깔끔하다. 가끔 고구마잎을 된장국에 넣기도 하는데 국 맛이 더 진해진다.

고구마의 효능을 보고 고구마만 열심히 먹으면 병이 나을 수 있을 거란 믿음이 있었다. 1년 후 건강검진을 해보니 예상대로 위궤양은 말끔히 나았다. 사실은 치질 기미도 조금 있어 일을 볼 때 가끔 항문에 피가 나기도 했다. 병원에 가는 게 내키지 않아서 수술이나 약 복용 등은 생각하지도 않았다. 치료를 받아야 하는 게 맞지만 용기가 나지 않아서 계속 참기만 했다. 아마도 장시간 앉아있었기 때문에 치질이 생긴 것 같았다. 그런데 고구마를 1년 정도 먹고 난 뒤 치질도 함께 없어졌다. 화장실에 가면 큰일은 치러야 겠고, 뒤는 아프고 말 못할 고민이 많았는데, 아픔과 고민에서 완전히 해방됐다.

고구마의 효능에 반해서 고구마 관련 자료를 이것저것 모았다. 그러다 보니 고구마가 자기치유능력도 강화시켜 준다는 사실도 알게 되었다. 그뿐 아니라 신장, 간 기능에도 정말 좋다. 간기능 약하면 치질에 걸릴 가능성이 매우 높은데 사람들은 이 사실을 대체로 모르고 있다. 그런데 고구마를 먹으면 이를 치료할 수 있다. 고구마는 근거 없는 민간요법이 아니라 확실한 질병퇴치 식품이다. 나는 이미 경험을 통해서 고구마의 혜택을 입었다.

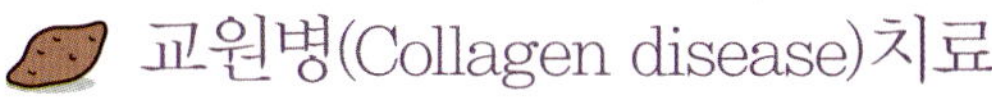 교원병(Collagen disease)치료

교원병을 앓은 지는 30년이 넘었다. 어느 날 체온이 40도까지 오르고 두 손이 굳으며 부어올라 아프기 시작했다. 병원에서 검사를 해보니 류머티즘이라는 진단 결과가 나왔다. 그런데 류머티즘이 아닌 것 같아 더 자세하게 조사를 했다. 그래서 내가 걸린 병이 정확히 교원병이라는 것을 알게 됐다.

교원병의 초기 증세는 류머티즘과 비슷하다. 류머티즘은 관절이 아프고 증세가 겉으로 나타나지만, 교원병은 폐·신장에 이상이 생기는 대신 겉으로 나타나는 큰 변화는 없다. 두 질환 모두 스테로이드제 치료법을 쓰고 있는데 나도 처음에 스테로이드제 치료를 받았다.

사실 나는 당시만 해도 스테로이드제의 부작용이 무엇인지 교원병이 무엇인지 전혀 아는 바가 없었다. 27세 때 고관절에 병이 생기면서 다리가 아파 걸을 수 없게 되었다. 검사결과 의사가 대퇴골에 문제가 생겼고 이미 증세가 악화되어 휠체어를 타야 한다고 했다. 이 모든 것이 결혼한 지 1년이 갓 넘은 새색시에게 벌어진 일이었다.

의사는 수술을 권했으나 너무 두려운 나머지 그 제안을 받아들이지 못했다. 그렇게 주저하다가 이렇게 무서움에 떠느니 스스로 질병을 극복해야겠다고 생각했다. 경제적 여건이 허락하는 한 몸에 좋다는 음식은 모두 먹었다. 그 결과, 35세 때 목발에 의지해 걸을 수 있게 됐고 1년 전부터는 목발 없이도 자유롭게 움직일 수 있게 되었다. 행동이 조금 둔하기는 하지만 혼자서 걸을 수 있다는 것 자체만으로도 너무 기뻤다.

당시 한 걸음씩 발을 뗄 수 있었는데 10분 정도 걸으면 숨이 차서 심호흡을 해야 했다. 그때도 여전히 스테로이드제를 복용했다. 부작용 때문에 끊고 싶었지만, 그렇게 되면 수술을 받아야 했기 때문에 어쩔 수 없이 약을 복용해야 했다. 그리고 약을 끊으면 열이 나고 내장 기능이 많이 저하되기 때문에 별 다른 대안이 없는 상태이기도 했다. 6년 전부터는 침과 뜸 치료도 시작했다. 통증은 어느 정도 사라졌지만 목구멍이 붓고 아프고 가려운 증세는 사라지지 않았다.

그러다가 3년 전에 흰 고구마를 알게 되었다. 잡지에서 흰 고구마가 질병 치료에 좋다는 기사를 보게 되었다. 100% 믿지는 않았지만 반신반의하면서 흰 고구마를 샀다. 고구마 껍질을 벗겨서 굽고, 삶고, 수프를 끓이고, 즙을(반드시 식힌 물을 넣어야 한다) 만드는 등 다양한 방식으로 먹었다. 즙 형태로 먹을 때는 설탕을 넣지 않고 소금이나 생강을 넣어서 마셨다.

흰 고구마를 먹기 시작한 지 한 달 뒤쯤, 눈에 띄게 몸이 좋아졌다. 원래 설사를 자주 했는데 이틀에 한 번, 3일에 한 번, 일주일에 한 번으로 설사하는 횟수가 점점 줄어들었다.

몸이 차서인지 손발도 늘 차갑고 여름에도 너무 차가운 음식은 먹지 못했다. 겨울에는 콧물을 달고 살았는데 아주 불만했다. 그러나 지금은 손발도 따뜻해졌고 여름에도 차가운 음식을 먹을 수 있게 됐다. 겨울에도 콧물이 나지 않았고 추위도 안 타서 감기도 잘 걸리지 않게 됐다.

이제는 혼자서 제법 먼 거리도 갈 수 있게 됐다. 하지만 큰 병을 앓았기 때문에 항상 조심해야 한다. 앞으로도 계속 흰 고구마를 먹고 건강을 관리할 생각이다.

요통과 비듬에서 해방

나는 55세로 이미 갱년기에 접어들었다. 하지만 건강한 편이고 큰 병치레를 한 적도 없었다. 그러나 최근 변비와 요통에 시달리기 시작했다. 대체로 이런 증상은 나이가 들면 자연스럽게 나타나는 증상이라 여겨 별로 신경 쓰지 않았다. 하지만 변비가 심해져서 2~3일에 한 번 정도, 간신히 볼일을 볼 수 있게 됐다. 그땐 변비 때문에 아랫배가 항상 팽팽해서 늘 찝찝한 기분이 들고 불편했다.

그래서 2년 전부터 건강 서적을 읽으면서 건강관리에 관심을 갖게 됐다. 그리고 대략 20명 정도의 사람들과 독서 동호회를 만들어 서로 자료를 만들어 공유했다. 나 역시 이 동호회를 통해 흰 고구마의 치료효능에 대해 알게 되었다.

예전부터 고구마가 변비에 좋다는 것은 알고 있었다. 하지만 고구마가 요통에도 좋다는 얘기는 들어본 적이 없었다. 그래서 단순히 변비에서 벗어나고자 흰 고구마를 먹기 시작했는데 요통도 함께 해결되어 기분이 날아갈 것만 같았다. 요통과 변비는 오랜 시간 나를 괴롭혀 왔던 질병이라 한번에 두 개 모두 사라질 거라곤 생각조차 해보지 않았다.

나는 흰 고구마를 굽거나 쪄서 먹기도 하고, 잘게 채 썰어 식초물에 5분 정도 담갔다가 마요네즈와 섞어 샐러드로 해서 먹기도 한다. 개인적으로는 고구마 마요네즈 샐러드를 가장 좋아한다.

우리 집 식구들은 흰 고구마의 혜택을 많이 받았다. 남편은 혈압이 높아서 (160/95mmHg) 항상 머리가 아프다고 했다. 그래서 남편에게 흰 고구마 샐러드를 권했다. 흰 고구마를 먹은 지 두 달 정도 지나자 남편의 혈압은 정상치로 회복됐다.

딸 아이는 항상 비듬이 많다고 투덜거렸다. 늘 가려워서 머리를 긁어댔고, 매일 머리를 감아도 깨끗해 보이지 않았다. 그런데 흰 고구마를 먹은 뒤부터 비듬이 점차 없어졌고 가려움증도 없어졌다. 나 역시 흰 고구마 덕분에 요통은 물론 변비에서도 벗어나 몸도 한결 가벼워지고 위도 튼튼해졌다.

이렇게 고구마의 효능을 직접 체험하자, 흰 고구마를 직접 심어야겠다는 생각이 들었다. 집 근처 텃밭에 흰 고구마 씨앗 20개 정도를 뿌렸는데 금세 큰 녹색 잎이 나왔고 텃밭은 싱그러움으로 가득했다.

흰 고구마 잎을 따서 깨끗이 씻어 냄비에 넣고 끓인 뒤, 간장에 찍어먹거나 햇볕에 말려 분말가루로 만들어서 후춧가루, 소금, 명태가루 등을 넣어 밥에 뿌려 먹기도 했다.

흰 고구마 재배가 어렵다고들 하는데 경험상 4개월 정도면 수확이 가능하다. 매일 흰 고구마 500g 정도를 껍질을 벗기고 작게 썰어 식힌 물을 넣고 만들어서, 미세한 천에 걸러 우리 네 식구가 매일 마신다.

나중에는 흰 고구마 수확량이 많아서 동호회 친구에게 보내주기도 하고 뇌혈전 수술을 받은 사촌여동생에게도 보내주기도 했다. 사촌여동생의 손발이 자유롭지 않았는데 고구마를 먹고 나서 어느 정도 호전되었다고 한다. 여성의 경우 생리통 완화에도 도움이 된다. 나이든 할머니도 잘게 썰어 말린 흰 고구마를 베개에 넣고 잠을 잤더니 숙면을 취했다고 한다.

치아 출혈 정지, 가려움증 개선

9년 전, 당시 36세였던 나는 뜻밖에 사촌여동생으로부터 생일선물을 받았다. 사촌여동생이 여성잡지에서 진행한 추첨행사에 당첨되어 고구마 건강식품을 받은 것이다. 사촌여동생은 평소 내가 건강식품에 관심이 많은 것을 알고 있었기 때문에 그것을 나에게 선물했다. 그때부터 나는 흰 고구마 가루를 뜨거운 물에 타서 마셨다.

잇몸 질환을 앓고 있던 나는 의사의 권고대로 약도 복용하고 건강식품도 함께 먹었다. 그러나 별 다른 효과가 없었다. 흰 고구마가 지혈작용에 좋다는 이야기를 들은 것이 생각났지만 값싼 고구마가 그렇게 대단한 효능을 갖고 있을 거라고는 생각하지 않았다. 그러나 흰 고구마 가루 첫 번째 상자를 다 먹기도 전에 잇몸에서 피가 멈추었다. 고구마 효능은 내가 생각했던 것 이상이었다.

밝히기가 조금 거북스럽지만 나는 평소 외부 생식기 가려움증이 있었다. 특히 생리가 끝나고 나면 가려운 게 더 심했다. 병원에도 가보고 약도 먹어보고 전용 세척제도 사용해 보았지만 잠시뿐 시간이 지나고 나면 다시 또 가려웠다. 결혼도 했고 아이도 있지만 나는 왠지 산부인과에 가는 것이 너무 싫었다. 그런데 흰 고구마를 먹고 나서는 가려움증이 많이 없어진 것 같았다.

그래서 고구마 두 상자를 사서 가루로 만들어 계속 먹었다. 아무래도 고구마 자체는 싼 식품인데 업체가 건강식품으로 둔갑시켜 비싸게 파는 것 같았다. 인공첨가물이 들어간 건강식품보다는 생고구마를 먹는 것이 오히려 낫겠다는 생각이 들었다. 문제는 자주 사야 한다는 점인데 살짝 귀찮기도 하다.

먹는 방법은 다양하다. 가장 간단한 방법은 구워 먹는 것이다. 그러나 여름에 구워 먹으면 대변이 딱딱해지거나 구강 점막에 염증이 생길 수도 있다. 그래서 나는 보통 찌거나 삶아서 먹는다. 그런데 빨리 안 먹으면 맛이 없어지니 갈아서 즙을 만들어 꿀과 함께 먹기도 한다. 아니면 껍질을 벗기고 작게 썰어서 솥에 넣어 어느 정도 찐 다음에 생강즙과 흑설탕을 섞어 먹어도 정말 맛있다. 결론적으로 다양한 요리법을 알고 있으면 질려서 쉽게 포기하는 일은 없다.

남편은 고구마의 효능도 모른 채 고구마를 맛있게 먹는 내 모습을 보고 먹기 시작했는데 변비가 싹 사라졌다. 목에 있던 부종도 없어지고 삶에 활력도 생겼다. 우연한 기회에 받게 된 고구마 건강식품 두 상자가 나와 남편에게 건강한 삶을 되찾아 주었다.

항문 출혈 정지, 간기능 회복

남편은 젊었을 때 심한 치질로 고생을 많이 했다. 치질의 고통에서 벗어나고자 수술을 한 적도 있다. 한 번의 수술로 영원히 고생을 덜 수 있다고 생각했었다. 하지만 2년 전에 치질이 재발하고 말았다. 대변을 볼 때마다 피가 많이 나서 몸도 약해지고 몸무게도 많이 줄었다. 의사는 재수술을 권했지만 60세인 남편은 아무리 간단하다고 해도 재수술은 원치 않았다.

당시 나는 지역노인대학에서 한의학 관련수업을 듣고 있었다. 강의는 대부분 먹는 것과 관련된 내용이었다. 예를 들면 계절마다 적절한 몸보신 방법, 안마 및 발마사지 방법 등에 대한 내용이었다. 선생님에게 남편의 질환에 대해 물었더니, 강황 뿌리를 햇볕에 말려 분말로 만들어서 아침 식사 후 한 숟가락씩 먹는 게 좋다고 했다. 그러나 시간이 지나도 별 효과가 없자 두 번째 방법으로 고구마를 추천해주었다.

나는 속으로 고구마처럼 볼품없는 음식이 어떻게 질병을 고칠 수 있을까 싶었다. 남편과 나는 반신반의하면서도 고구마를 무기로 전쟁을 시작했다. 남편은 고구마를 별로 좋아하지 않았다. 미식가인 남편은 고구마 먹는 것보다 등산이 훨씬 쉽다고 했다. 하지만 치질의 고통을 없애줄 한줄기 희망 때문에 남편은 눈 딱 감고 받아들였다. 다행히도 남편의 출혈은 서서히 멈춰갔다.

증상이 나아진 다음 남편이 더 이상 고구마를 먹고 싶어 하지 않았다. 어쩔 수 없이 고구마 먹는 것을 잠시 중단했지만 얼마 지나지 않아 다시 심해졌다. 그래서 고구마를 강제로 먹도록 했다. 대신에 하루에 두 번 먹던 것을 한 번으로 바꾸었다. 반년이 지나자 출혈은 거의 멈추었다.

남편은 술을 좋아해 간이 별로 안 좋았었다. 관절과 어깨 목 부위도 아파서 병원에 갈 때마다 의사로부터 좋지 못한 습관은 고쳐야 한다며 잔소리를 들었다. 또 의사는 나이가 들어가니까, 몸을 더 보양하고 술을 줄이고 고기보다는 야채를 많이 먹으라고 충고했다. 고기보다는 생선과 채소를 많이 먹고 기름과 소금도 줄이라고 했다. 그리고 고구마를 많이 먹으라고 권했다. 고구마 속에는 영양소가 풍부하고 섬유질이 많기 때문에 몸에 좋고 청소년기에 먹으면 여드름도 예방할 수 있다고 말했다.

남편은 서양의학에서도 고구마를 주목하고 있는지 몰랐다면서 고구마의 효
능을 더 믿게 되었다. 이후 남편은 만나는 사람들에게 고구마를 권했고 자신도
'고구마 예찬론자' 가 되어 하루도 빠지지 않고 먹고 있다.

고구마의 효능 파헤치기

지금까지 우리는 고구마를 먹고 질병을 극복한 경험자의 이야기를 살펴보았
다. 약도 잘 듣지 않았던 병이 고구마 하나로 나았다니, 아픈 사람에게는 어쩌
면 드라마보다 극적으로 보일 것 같다.

대부분의 독자는 다이어트를 하려고 이 책을 집었겠지만 보다시피 고구마에
는 몸을 살리는 효능이 많이 있다. 고구마의 치료효과를 본 사람들의 이야기를
보는 것만으로도 효능을 짐작할 수 있겠지만 조금 더 자세하게 살펴보자.

영양학적으로 완벽한 식품인 고구마는 사과보다 비타민C가 10배 많고, 가열
되면 전분이 끈적끈적해지면서 막을 형성해서 비타민C를 비롯한 영양분이 거
의 파괴되지 않는다.

고구마에 들어 있는 비타민E는 현미의 2배, 감자의 10배로 피로회복, 변비예
방, 위장강화에 효과적이다. 칼륨도 풍부해 성인병 예방에 매우 좋은 식품이다.

베타카로틴이 풍부한 노란 고구마는 암을 예방한다. 고구마를 자르면 흰 즙
이 나오는데 이것이 바로 점액 단백질이다. 이 물질이 콜레스테롤, 혈당치, 혈
액 지질 등을 낮추고 피하지방 감소를 돕기 때문에 고구마는 천연 다이어트 식

품이라고 할 수 있다. 또 고구마는 소화기능 강화, 체력 증강에도 효과적이어서 식욕도 부진하고 몸에 힘이 없을 때 고구마를 먹는 것이 좋다.

이 책에 나와 있는 고구마의 성분을 잘 알아두면 다이어트는 물론 질병치료, 체력보강 등 건강한 참살이 인생을 생활화 할 수 있다.

위 튼튼, 장 튼튼

음식물이 오랜 시간 몸 안에 머물러 있으면 부패되어 독소가 생긴다. 이 독소는 장벽을 통해 혈관으로 들어간 다음 순환되면서 통해 혈액을 오염시킨다. 이렇게 되면 여러 가지 증상이 나타날 수 있다.

음식물이 대변으로 된 다음, 몸 밖으로 빠져나가지 않으면 변비가 되는데 이로 인해 많은 사람들이 고통을 겪는다. 변비에서 벗어나려고 정기적으로 약을 먹기도 하고 심지어 관장을 하기도 하는데, 이런 것들은 사실 건강에 무척 해롭다.

변비가 있는 사람은 뉴기니인의 식습관을 참고하자. 이들은 변비가 거의 없는데 이는 위의 소화능력이 매우 뛰어나기 때문이다. 소화가 잘 되면 다른 질병에도 덜 걸려 전체 건강지수도 다른 문명지역보다 높다.

그들은 주식으로 고구마를 하루에 두 번 먹는데, 한 끼당 약 500g을 섭취해 매일 1kg정도를 먹는다. 고구마에 들어있는 풍부한 섬유질이 배설작용을 좋게 해서 변비가 생기지 않는다.

쌀이 주식인 우리는 고구마를 주식으로 할 수 없다. 그러나 하루 날을 잡아 고구마로 식단을 짜보는 것도 괜찮다. 쉬는 토요일이나 일요일에 한번 해보자.

하루 동안 고구마 1kg 이상을 먹는데(가장 좋은 방법은 끼니 마다 0.5kg을 먹는 것이다)토마토와 양파를 같이 먹는 게 좋다. 고구마를 구울 때 핵심은 조미료를 절대 넣지 않는 것이다. 이렇게 장과 위를 튼튼하게 하는 식단으로 식사를 하면 이튿날 또는 3일째 되는 날 시원하게 배변(1kg)할 수 있을 것이다. 꾸준히 여러 차례 고구마를 먹으면 변비 탈출은 물론 위의 소화능력도 좋아 진다.

혈액순환 촉진 효과

고구마에는 비타민A, B₁, B₂, C, K, P 가 풍부하다. 그리고 칼륨, 칼슘 등 미네랄도 많다. 이런 비타민과 미네랄 성분은 우리 몸의 혈액 순환을 촉진시킨다. 임상실험에 따르면 고구마는 신경통 치료에도 효과가 있는데, 이것도 고구마가 혈액 순환에 효과적이기 때문이다.

요통 억제, 내장기능 강화

요통은 간 또는 신장 기능이 떨어지면 생긴다. 허리가 아픈 사람은 고구마를 먹으면 체내에 부족한 비타민, 미네랄을 보충해 허리 통증이 줄어든다. 또 혈액 기능이 회복되면 간·신장기능이 강화되어 요통이 잘 생기지 않는다.

고혈압, 생리통, 뇌혈전 등 후유증은 모두 혈액이 깨끗하지 못해서 생긴다. 고구마를 많이 먹으면 혈액이 깨끗해지기 때문에 이러한 질환을 치료하고 예방할 수 있다.

류머티즘은 신체면역력 또는 저항력이 약해졌을 때 세균감염으로 발생하는 병이다. 면역력과 저항력을 강하게 하는 원동력은 바로 건강한 혈액이다. 혈액의 기능은 세균, 바이러스, 이물질 등을 제거하고 질병에 대항할 수 있는 면역력과 저항력을 기르는 것이다. 고구마를 먹으면 조혈기능이 개선되어 면역력과 저항력을 강화할 수 있다.

그 밖에도 칼슘을 많이 섭취하면 혈액순환이 좋아져 산소가 질환 부위를 자유자재로 통과해서 질병을 치료할 수 있다. 고구마에는 칼슘뿐만 아니라 철, 엽산도 많이 들어있다.

백혈구 내 살균작용 강화

자가면역질환이라고도 불리는 혈액자반증은 항원항체복합물이 혈관벽에 붙어 효소반응을 일으켜 나타나는 질환이다. 특히, 신장 및 장 점막의 혈관벽이 얇은 사람은 질병에 쉽게 노출 된다. 일부 혈관성자반증환자의 경우 편도선을 절제하면 자반증이 완쾌되기도 한다. 그래서 일부 학자는 혈액자반증이 편도선의 세균감염과 관련이 있다고 보고 있다.

이 주장이 정말 사실이라면 고구마를 많이 먹는 것이 좋다. 왜냐하면 고구마는 백혈구 내 살균작용을 돕기 때문에 세균이 모두 제거되면 항원항체복합물도 줄어들기 때문이다. 이를 통해 자반증도 완쾌될 수 있다.

아직까지 재생불량성 빈혈의 발생원인이 밝혀지지 않고 있다. 이에 대해 활성산소가 조혈세포의 자기복제능력을 방해하는데 고구마가 이러한 활성산소를 제거한다고 주장하는 학자도 있다.

기관지 내 세균 제거

중년 이후 나타나는 기관지 확장증은 가느다란 기관지의 끝 부분이 손상되어 커진 것이다. 이렇게 되면 호흡을 정상적으로 할 수 없고, 손상된 기관지는 일단 다시 회복되기 어렵다.

기관지에 세균이 오랜 시간 머물면 배출되지 않는다. 혹시 신체면역력이 떨어지기라도 하면 바로 기관지염으로 발전한다. 흰 고구마는 백혈구의 살균기능 강화뿐만 아니라 면역력 증강에도 도움이 되어 기관지염의 세균도 깨끗하게 제거한다.

세포신진대사 촉진

세포가 신진대사 활동을 하려면 아연 성분이 꼭 있어야 한다. 또 모든 장기가 활발하게 정상적으로 활동하려면 인 성분이 있어야 한다. 고구마에는 이러한 인과 아연이 많이 들어있다. 또한 육류에 들어있는 비타민B1, 세포 노화를 방지하고 혈관을 튼튼하게 해주는 비타민 E, 그리고 간기능을 강화해주는 비타민K 등이 흰 고구마에 많이 들어있다.

흰 고구마를 오랜 기간 먹으면 간기능이 개선되어 혈압·혈당치를 낮출 수 있고 암도 치료할 수 있다.

혈당치, 혈압 저하

흰 고구마 속에는 올리고당(Oligosaccharide), 녹말이 분해될 때 생기는 포도당(Glucose), 그리고 자당(Sucrose)이 들어있다. 흰 고구마 속 올리고당은 혈당치를 낮추는 데 도움을 준다. 칼로리가 낮은 올리고당 때문에 유익균(Probiotic, 프로바이오틱)이 활발히 움직이면서 변비 예방은 물론 비만 탈출에도 도움이 된다.

또한 식이섬유소(Dietary Fiber)가 풍부해 다른 음식물과 같이 섭취하면 소화속도가 늦춰진다. 섬유질을 많이 먹으면 탄수화물이 혈액에 흡수되는 시간이 길어지기 때문에 오랫동안 일정한 혈당 수치를 유지할 수 있다. 따라서 인슐린이 많이 분비될 필요가 없기 때문에 췌장의 부담도 많이 줄어든다.

당뇨병 발생의 가장 큰 원인은 영양 섭취 과다로 인슐린 분비가 많아지는 것이다. 그러면 췌장에 과부하가 걸리기 때문에 몸에 이상이 생길 수밖에 없다. 결국 올리고당과 식이섬유소를 평소에 많이 섭취해야만 당뇨병을 예방하고 치료할 수 있다. 그리고 고혈압은 동맥경화를 유발하는데 고구마를 많이 먹으면 혈압상승을 예방할 수 있다.

흰 고구마에는 모세혈관을 강화시키는 비타민P, 혈액을 청소해주는 비타민E, 그리고 비타민K가 들어있기 때문에 안구출혈 해소, 시력 증강에 도움이 되므로 눈에 이상이 있는 환자가 많이 먹으면 좋다.

요산 감소, 통풍(痛風) 개선

통풍(痛風)은 일반적으로 혈중 요산 수치가 너무 높을 때 엄지발가락이 커지는 관절염이다. 질환 부위가 왜 엄지발가락인지는 원인이 아직 밝혀지지 않았다.

통풍은 부적합한 음식과 관련이 있다. 예를 들면 육식, 술, 기름진 음식 과다 섭취 등 모두 혈중 요산수치를 높여 신진대사에 이상을 일으킨다. 고구마 속 미네랄은 간, 신장 기능을 향상시켜 요산 배설을 촉진해 통풍증상을 완화한다.

또 통풍은 활성산소와도 어느 정도 연관이 있다. 요산을 합성하는 효소가 활성산소도 많이 만들어 내기 때문이다. 그런데 고구마를 많이 먹으면 활성산소가 제거되어 통풍완화에 도움이 된다.

간기능 향상

자색고구마의 특징은 짙은 자줏빛을 띤다는 점이다. 색깔이 진한 품종이기는 하지만 맛과 색은 별로 다르지 않다. 자줏빛을 띠는 이유는 안토시아닌(Anthocyanin)색소가 풍부하기 때문이다. 이 성분은 매우 안정적이어서 굽거나 찌거나 삶아도 파괴되지 않고 몸에 흡수된다.

자색고구마는 시력증강에도 도움이 되는데 혈액 속 활성산소를 제거해 눈 주변의 모세혈관을 튼튼하게 하고 혈액순환을 돕는다. 자색고구마 속에 들어있는 풍부한 안토시아닌 색소가 혈관건강뿐만 아니라 혈액 정화 기능을 담당하고 있는 간에도 좋다.

일본 미야자키 대학의 토모카즈 교수가 간기능 이상 환자 50명을 대상으로 매일 자색고구마즙 120cc를 먹도록 했다. 45일이경과한 후 검사 결과, 실험에 참가한 사람 모두 눈에 띌 정도로 간이 좋아졌다. 간질환 환자 중 5년이 안 된 사람들의 GOT, GPT 수치가 각각 20%이상 좋아졌다.

뛰어난 항산화 작용

항산화물질은 활성산소를 없애는 물질이다. 노화를 일으키는 활성산소는 철을 녹슬게 만드는 것처럼 몸을 망친다. 세포가 녹슬면 몸이 약해지고 혈관벽도 손상되어 동맥경화 증상이 나타날 수 있다.

자색고구마에는 폴리페놀(Polyphenols)이 풍부해 위와 같은 증상을 예방할 수 있다. 폴리페놀에는 안토시아닌이라 불리는 자줏빛 색소가 들어있는데, 연구에 따르면 자색고구마 속 안토시아닌이 블루베리 속 안토시아닌보다 인체에 훨씬 빨리 흡수된다고 한다.

비뇨기 질환 개선에 효과

밤에 화장실을 자주 가는 사람은 만성불면증을 겪기도 한다. 한 번에 소변을 볼 수 없다거나 소변 줄기에 힘이 없는 등 비뇨기 질환은 남성들을 여러 가지로 괴롭힌다. 고구마의 점성을 띠는 물질이 호르몬과 비슷한 기능을 지니고 있어 체내 각종 기능을 조절한다. 전립선에 이상이 생기면 배뇨가 잘 안 되고 배뇨횟수도 늘어나 소변이 남아있는 듯한 기분이 느껴지기도 한다. 이때 고구마를 먹으면 이러한 문제를 해결할 수 있을 뿐만 아니라 정력 증강에도 좋다.

부인병 치료에 효과

고구마에는 소화효소가 많이 들어 있어서 곡물을 함께 먹어도 소화가 잘 된다. 그러나 고온에서 쉽게 파괴되기 때문에 갈아서 먹거나 생으로 먹는 것이 좋다.

고구마를 먹으면 호르몬 분비를 촉진시키기 때문에 체내 호르몬 분비를 활성화시켜 남녀 모두에게 좋다. 특히 여성갱년기 장애 극복에 좋다.

약물 부작용 완화

흰 고구마에는 각종 비타민과 미네랄 등 영양소가 들어 있어 건강한 혈액과 세포를 재생해 백혈병 악화도 늦출 수 있다. 백혈병을 치료하는 과정에서 약물 부작용으로 극심한 고통을 받을 수 있는데, 고구마가 간기능 활성화를 촉진시켜 해독작용이 이뤄지도록 한다. 이를 통해 약물의 부작용을 어느 정도 완화할 수 있다.

치질 개선

노란 고구마에는 인체에 유익한 비타민K, C 등 지혈작용을 하는 영양소와 혈액순환을 돕는 비타민 E, 레시틴이 들어있다. 이러한 성분들이 함께 상호작용 해서 치질, 위장병, 십이지장궤양 등의 치료에 도움이 된다. 위 질환은 출혈을 동반하기 때문에 노란 고구마를 먹는 것이 좋다.

세포간 결합 강화

짧은 기간에 동맥류 또는 경막하혈종(Subdural hematoma)이 나타나는 사람은 뇌혈관이 너무 약하거나 혈액순환이 안 되기 때문이다.

흰 고구마에 들어있는 비타민C, P가 세포간 결합을 강화시켜 모세혈관이 튼튼해진다. 그리고 흰 고구마 속 비타민E가 혈액순환을 돕고 비타민K는 지혈작용을 해서 혈종을 제거할 수 있다.

체내 노폐물 배출 촉진

노란 고구마에는 비타민E, 레시틴, 비타민K가 들어있는데 이들은 체액의 순환을 도우며 지혈작용을 한다. 이 고구마를 지속적으로 먹으면 신선한 산소와 영양소가 빠르게 흡수되어 신체 내 노폐물이 점차 배출되면서 건강상태가 좋아진다. 신체 구석구석까지 혈액이 운반되면 피부도 생기를 띠게 된다.

또한 고구마에는 비타민A, 칼륨, 철이 들어있어 질병에 대한 저항력을 강화할 수 있다.

행복한 몸을 만드는 게 다이어트의 핵심

58~59 페이지에서 그림으로 간단하게 살펴보고 넘어갔지만, 고구마는 영양성분이 많이 들어있어 여러 질병에 치유효과가 있다. 사실 고구마에 질병을 치유하는 내용이 적지 않아 4장을 읽으면서 "이게 다이어트 책인지, 건강 책인지" 헷갈릴지도 모르겠다. 그래서 살을 빼려는 사람에게 질병에 관계된 이야기를 하는 것은 불필요한 정보처럼 보일 수 있다.

하지만 그렇다고 몸에 좋은 고구마의 성분 내용을 알리지 않는다면 다이어트 정보를 전달하는 사람의 책임을 다하지 않는 게 된다. 건강하고 행복하게 사는 게 다이어트의 핵심이라는 것을 생각하면 더욱 그래선 안 된다.

다이어트에서 조금 벗어난 이야기 같다만 다음의 시를 보자.

인생에 주어진 의무는
다른 아무것도 없다네
그저 행복하라는 한 가지 의무뿐
우리는 행복하기위해 세상에 왔지
……
사랑하는 능력이 살아 있는 한
세상은 순수한 영혼의 화음을 울렸고
언제나 좋은 세상
옳은 세상이었다네
　－헤르만 헤세(Herman Hesse)

이 시를 읽으면 사람이 살아가면서 근원적인 의무가 단 하나가 있다면 그게
무엇인지 확실히 알 수 있다. 그것은 바로 행복이다. 그런데 사람이 행복을 느
끼기 위해서는 하나의 전제가 충족되어야 한다. 바로 몸이 건강해야 한다는 것!
몸이 아프면 이 세상이 아무리 아름다워도 행복하지 않다.

4장을 꼼꼼하게 읽은 독자라면 이제 고구마 전문가가 되었다고 해도 지나친
말이 아니다. 고구마에 어떤 영양 성분이 들어 있고, 고구마가 치유할 수 있는
질병이 어떤 게 있는지 알았기 때문이다. 그렇다면 이제 고구마 다이어트를 잘
해서 건강하고 행복한 몸을 만들기 바란다.

chapter 05

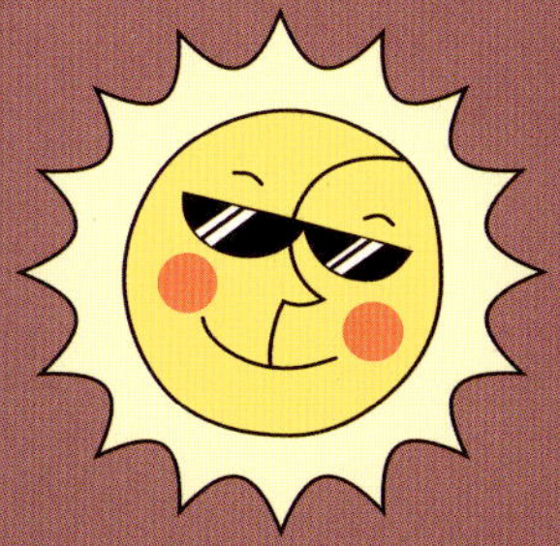

고구마 다이어트 이제 직접 해보자

고구마 다이어트의 핵심인 영양 밸런스를 갖추는 것보다 중요한 게 있다. 바로 직접 행동으로 옮기는 것!!! "고구마 다이어트가 이런 거구나" 라고 아는 것만으로 살이 빠지지 않는다. 아는 것을 실천해야만 자신이 원하는 모습이 될 수 있다. 다른 다이어트와 달리 고구마 다이어트는 정말 쉽다. 고구마 다이어트를 직접 해서 매력적인 모습으로 거듭나자.

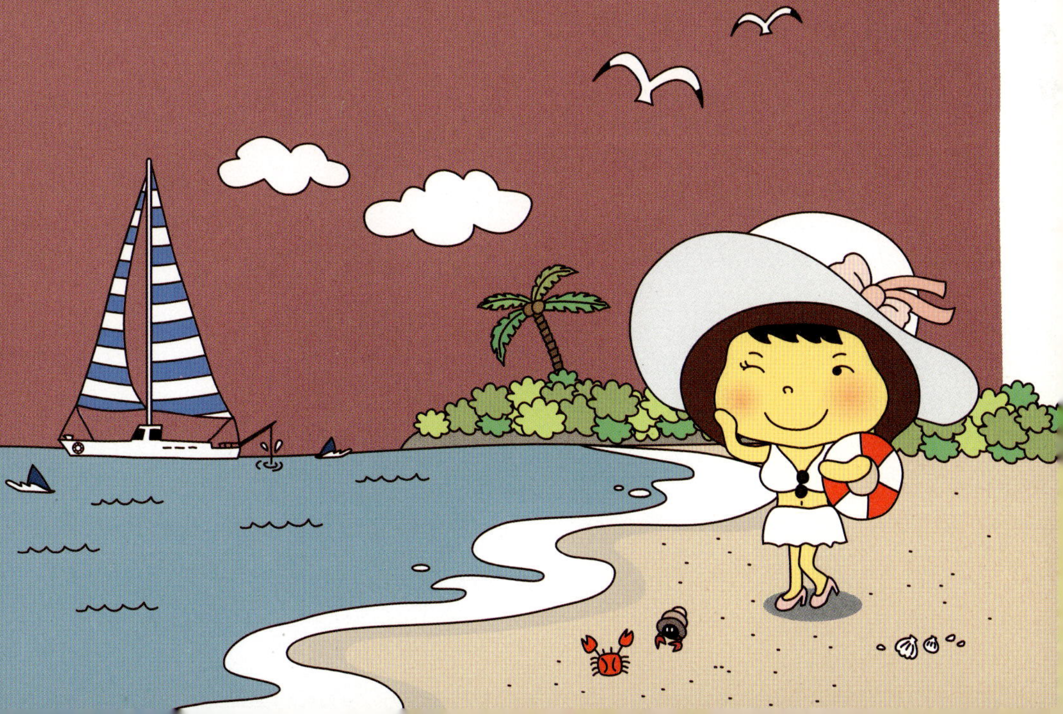

sweet potato diet

고구마 다이어트는
머리가 아니라
몸으로 하는 것

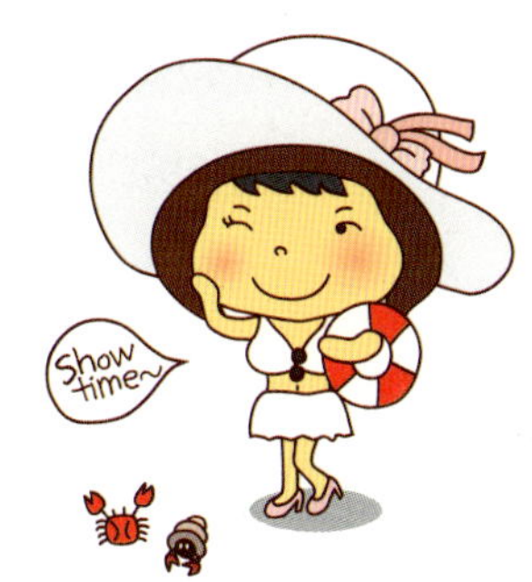

🍠 다이어트 성공 스토리의 주인공이 되자

주변을 둘러 봐도 다이어트에 성공한 사람(일시적으로 성공한 사람은 제외하자)은 얼마 안 되는 것 같다. 반면 많은 사람들이 요요현상으로 좌절감을 맛본다.

이런 사람들 대부분이 그 힘들다는 다이어트 과정을 어떻게 참아냈을까 궁금하기도 하고 부럽겠지만, 그들은 정작 다이어트에 성공한 사람들처럼 행동하지 않는다는 공통점이 있다. 머리로 생각하는 것은 아무나 쉽게 할 수 있다. 하지만 행동은 귀찮고 번거로우니까 아예 하지 않은 것이다.

독자에게 질문하나 하겠다. 이 세상에서 가장 먼 거리는 도대체 어디부터 어디까지라고 생각하는가? 서울에서 부산까지? 조금 먼 편이긴 하지만 3시간이면 갈 수 있다. 한국에서 남극까지? 이것도 요즘 교통수단이 발달해 있어서 24시간이면 갈 수 있다. 그렇다면 지구에서 은하수까지? 이건 꽤나 멀게 느껴진다. 하지만 이것도 먼 훗날이면 충분히 극복할 수 있는 거리가 될 거라 믿는다.

필자가 말하고 싶은 것은 이런 물리적인 거리가 아니다. 바로 우리의 변화를 가로막는 정서적인 거리, 즉 생각과 행동 사이에 있는 거리를 말한다.

어떤 사람은 생각과 행동 사이에 거리가 너무 멀어서 죽을 때까지 이것을 극복하지 못 한다. 생각하는 건 어려울 게 별로 없으니까 누구나 다 하지만, 생각을 행동으로 연결하는 건 정말 소수일 뿐이다. 그래서 다이어트에 성공하는 사람들이 얼마 안 되는 것이다.

이제 독자는 효과 확실하고, 쉽게 할 수 있는 고구마 다이어트를 알게 됐으니 당당하게 다이어트의 주인공이 되자. 다시 한번 강조하지만 다이어트의 절대 비밀은 별게 없고, 이미 알고 있는 지식을 활용해서 꾸준히 반복하는 것뿐이다. 들러리는 그만~ 이제 다이어트 성공 스토리의 주인공이 되자.

고구마 다이어트는 장거리 경주

작심삼일(作心三日)이라는 말이 있다. 마음먹은 지 3일이 지나면 결심은 흐지부지 된다는 뜻인데, 다들 한번쯤은 들어봤을 것이다. 그런데 이 작심삼일이란 한자성어처럼 인간의 습성을 잘 표현한 말도 없다.

이 책을 읽는 독자라면 다이어트를 위해 피트니스 센터에 다닌 적이 있을 것이다. 처음 이틀 정도는 의욕이 넘쳐흐르고, 에너지가 하늘을 찌를 것처럼 정말 열심히 운동한다. 달리기도 30분 넘게 하고, 평소 전혀 하지 않던 근육 운동까지 오버 페이스로 한다.

갑자기 운동량이 많아지면 당연히 몸 곳곳에 근육통이 생긴다. 갑자기 늘어난 운동량 때문에 몸에선 이상 신호를 보내지만, 살을 빼겠다는 일념 하에 무식하게 계속 운동한다. 이렇게 대략 3일이 지나면, 운동 후유증 때문에 간단한 동작도 아파서 할 수 없게 된다. 그러면 2주 정도를 쉬어야 몸이 회복되고, 그 후 몸이 정상으로 돌아오고 나면? 이미 운동으로 살을 빼겠다는 의지는 온데간데없어지고 만다.

이런 사람들의 심리상태를 들여다보면 대체로 다이어트에 조급한 마음을 갖고 있는 경우가 많다. 당장 다이어트에 집중해서 빨리 결과를 얻고 싶은 마음 때문에 한 마디로 '오버' 한다. 그런데 애석하게도 다이어트는 단거리 달리기처럼 가진 에너지를 폭발시키고 짧게 끝내는 게 아니다. 오히려 장거리 달리기처럼 일정한 페이스로 꾸준히 오래도록 해야 성공한다.

그런데 욕심 때문에 빨리 결과를 보려고 하니 그게 문제가 되어 버린다. 아예 처음 시작할 때부터 꾸준히 하려고 마음먹어야 한다. 혹시라도 "빨리 하고 때려치워야지" 라고 생각한 독자가 있다면 그 생각부터 고치도록. 안 그럼 마음만 아프고 스트레스 받는다.

이 책이 당신의 다이어트를 돕는다

고구마 다이어트는 앞서 이야기한 것처럼 살이 빠지면서 몸이 괴롭지 않다는 장점이 있다. 하루 한 끼 고구마 식사만 하면 되니까 특별히 어려울 일도 없다.

이렇게 말하니까 효과가 100%인 것처럼 느껴지지만, 그럼에도 불구하고 고구마 다이어트에 성공하지 못하는 사람들이 있을 수 있다.

그런 사람들은 아마도 고구마를 먹으면서 다이어트 효과에 대해 조급하게 생각하거나, 스트레스를 많이 받거나, 의지가 약해 띄엄띄엄 하거나 혹은 패스트푸드나 술처럼 몸에 나쁜 음식을 지나치게 많이 먹는 사람일 것이다. 아무래도 이런 생활습관을 가진 사람은 고구마 다이어트해도 효과가 덜 할 수밖에 없다.

이런 사람들과 다이어트를 성공적으로 마치려는 독자를 위해 하나의 장치를 마련했다. 이 장의 마지막 166페이지를 넘겨보자. 그곳을 보면 고구마 다이어트 선언문과 다이어트에 성공한 내 모습을 이미지로 만들어 붙이는 곳이 있다. 이 둘을 만들어서 수시로 열어 보면 다이어트를 포기하고 싶은 유혹에 시달릴 때마다 자신과의 싸움에서 이길 수 있다.

물론 이런 활동을 하는 게 귀찮게 느껴질 수도 있다. 하지만 3장에서 언급한 것처럼 글과 이미지로 만들어 보관하면, 다이어트 효과를 더 좋게 할 수 있다. 사람의 뇌는 의식·무의식적으로 자신이 바라는 것에 더 민감하게 반응하기 때문이다.

혹시 오늘 아침에 출근 혹은 학교에 가면서 노란색을 몇 번이나 봤는지 기억하나? 대부분의 사람들이 단 한 번도 보지 못했다고 생각할 것이다. 그렇다면 집에 가는 길에 노란색이 주변에 얼마나 있는지 한번 세어보자. 아마 평소에는 전혀 의식하지 못했던 노란색에 사방에서 발견되는 걸 보고 놀라게 될 것이다. 무의식이 노란색에 반응하지 않고 있으면 당연히 기억에 남지 않는다.

하지만 노란색을 인식하면 노란색은 사방에서 나타날 것이다. 딱풀 뚜껑,

열쇠고리, 포스트잇 벌써부터 사방에 노란색이 눈에 보인다.

다이어트 할 때도 글로 적어두면 우리의 의식과 무의식이 이에 반응한다. 종이 위에 진심으로 원하는 것을 적어두면, 자신이 바라는 대로 행동하게 된다. 진심으로 몸무게를 줄이고 싶다고 적은 사람이 치킨과 콜라를 간식으로 먹고 싶을까? '살이 빠지면 좋고 아니면 말고…'라고 생각한 사람과는 다를 수밖에 없다.

자! 다시 원래 이야기로 돌아가자. 독자의 다이어트를 돕기 위해 소개할 도구는 고구마 다이어트 선언문이다. 현재 나의 체중을 재고 적어 넣은 다음, 3개월 후에 목표 체중을 적어보자. 이때 현실적인 목표치를 적지 않으면 아무 소용이 없다. 대략 1~2kg이 평균적으로 가능한 수치인데, 사람에 따라서 이보다 효과가 많은 사람도 있고 적은 사람도 있다. 이런 것을 참고해서 자신의 목표 체중을 적자.

그리고 그 아래에 다이어트를 시작하는 날짜와 다짐을 적어두자. 이때 다짐을 적는 순간의 진지한 마음까지 여백에 적어두면 초심을 더 오래 기억할 수 있어 효과가 좋다.

다음은 '내가 살을 빼면 좋은 이유'를 적어보자. 이런 이유는 많을수록 좋다. 누가 보면 유치하다고 생각할지도 모르는 것도 관계없다. 이렇게 글로 적어두면 살을 빼면 좋은 이유를 구체적인 이미지로 머릿속에 그리게 된다. 그러면 몸 안에서 긍정적인 에너지가 생겨 자기통제를 더 잘 할 수 있게 된다. 긍정적인 상상의 퍼즐조각이 하나 둘 모여서 나중에 현실이 될 거라고 생각하자.

그 다음은 '살을 빼면 달라지는 내 인생'도 한번 이미지로 떠올려 보자. '날씬해지면 사람들에게 부러운 시선을 한 몸에 받게 되겠지?' 이렇게 생각에 그치지 말고 뚜렷한 이미지로 그려보자. 날씬한 자신의 모습과 부러운 듯이 바라보는 여자들과 넋 나간 남자들의 모습까지 유쾌한 그림을 그리고 그걸 적어보자. 이유가 구체적이면 구체적일수록 실현 가능성이 높아진다. 그것을 책에 옮겨 적자.

고구마 다이어트 선언문을 다 적었으면 '다이어트에 성공한 내 이미지'를 만들어 보자. 이 일은 별것 아닌 것처럼 보이지만 효과는 정말 굉장하다. 글은 아무래도 추상적이지만, 이미지는 머릿속에 선명하게 기록되기 때문이다. 자신의 사진을 빈 공간에 붙여보자.

만약 독자가 원하는 모습이 따로 있다면, 잡지나 광고 등에서 자신이 진심으로 바라는 몸매 사진을 오려내자. 그리고 얼굴 부분에 자신의 사진을 덧붙이자. 이렇게 만든 합성 사진을 책에 붙여 나만의 모습을 만들자.

이렇게 자신이 원하는 모습을 책에 붙이고 나면, 자신이 들인 정성이 있기 때문에 틈틈이 그 모습을 보게 된다. 그러면 자신이 무의식적으로 그 모습과 유사해 지려고 노력하게 된다. 이게 바로 잠재의식의 무서운 점이다. 스스로 날씬한 사람이라 생각하고 행동하면 어느 순간 다이어트를 방해하는 행동은 하지 않게 된다. 당연히 날씬해질 수밖에 없다.

다이어트를 할 때, 성공을 방해하는 생각이 들면 선언문과 이미지를 펼쳐보자. 그러면 잃어버린 초심을 되돌릴 수 있고 성공한 이미지로 자신의 마음을 더 강하게 다질 수 있다.

귀찮고 부정적인 생각이 드는 사람은 하나만 기억하자. 부정적인 생각을 많이 하는 사람은 통계적으로 다이어트에 성공하기 힘들다. 왜냐하면 다이어트를 하면, 선언문과 합성사진 만드는 것보다 훨씬 더 부정적인 생각이 자신을 지배하기 때문이다. 그런 순간이 오면 쉽게 포기한다.

다이어트 선언문을 만들고 합성사진을 만드는 것도 성공적인 다이어트를 위한 첫 관문에 지나지 않는다. 첫 관문에서 좌절할 생각이라면 이 책을 볼 필요 없지 않을까?

고구마 다이어트 선언문을 작성하고 다이어트에 성공한 나의 이미지를 만들었다면, 이제 다 끝났다. 앞으로는 꾸준히 고구마 다이어트를 하는 일만 남았다. 모든 것은 여러분의 의지에 달려 있다. 직접 만들어 붙인 자신만을 위한 이미지처럼 모두 날씬하고 예뻐지길 기원한다.

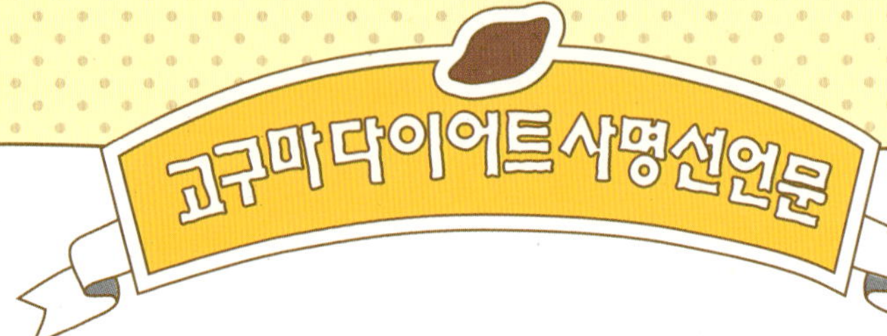

☐☐☐☐ 년 ☐ 월 ☐ 일   ➡   3개월 후
내 체중은 ☐☐ kg   목표 체중은 ☐☐ kg

☐☐☐☐ 년 ☐ 월 ☐ 일
나 ☐☐☐ 는 ☐☐ kg을 뺄 것을 다짐한다.

내가 살을 빼면 좋은 이유 적어보기

1. ________________________________
2. ________________________________
3. ________________________________
4. ________________________________
5. ________________________________

살을 빼면 달라지는 내 인생 상상하기

1. ________________________________
2. ________________________________
3. ________________________________
4. ________________________________
5. ________________________________

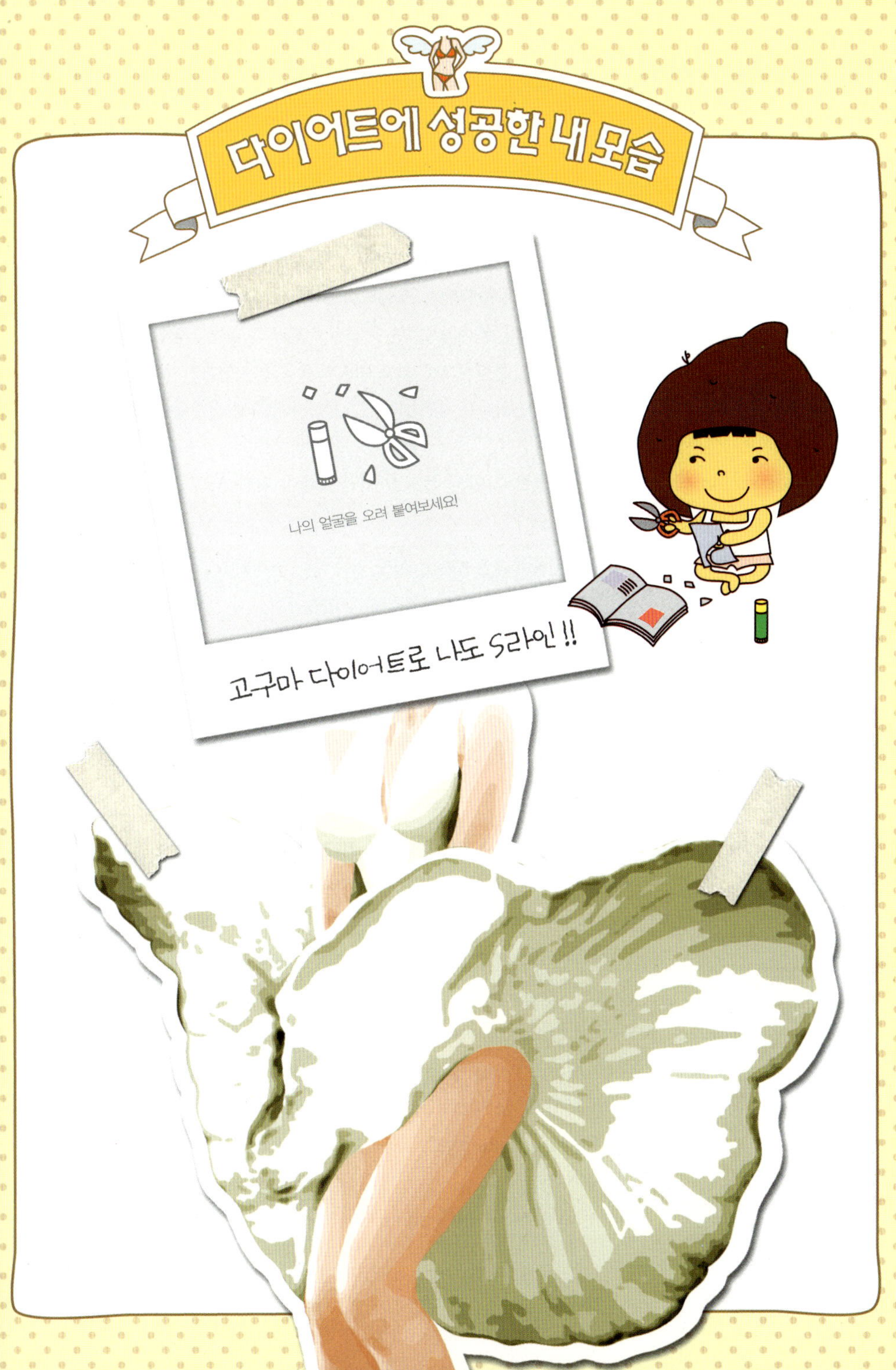
다이어트에 성공한 내 모습
나의 얼굴을 오려 붙여보세요!
고구마 다이어트로 나도 S라인!!